金塊 文化

金塊文化

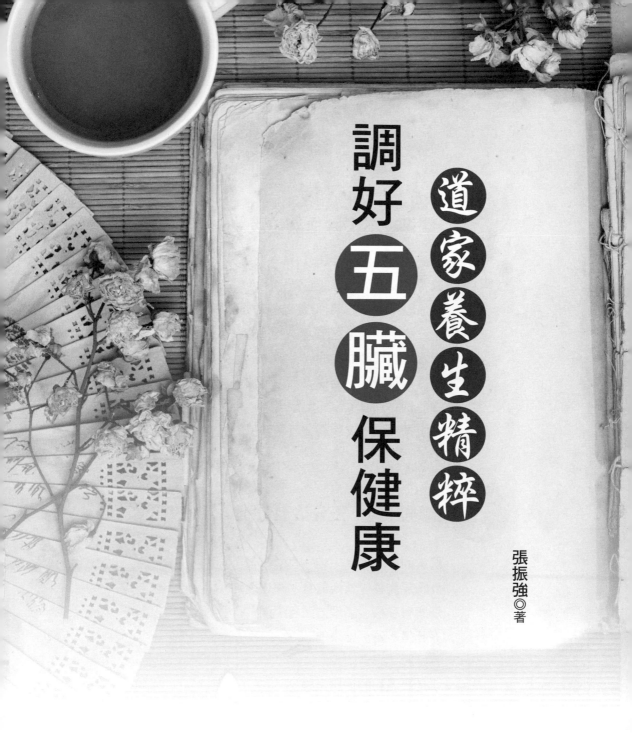

調好五臟保健康

道家養生精粹

張振強◎著

自序

　　也許是命運的安排，從出生起，冥冥之中就註定我將與道、醫結下不解之緣。

　　我出生在江西于都的一座破廟裡，從小在山上長大，8歲那年的一次經歷至今都讓我銘記於心。

　　小時候的我比較調皮，頗有靈氣，很受村裡人的喜歡。

　　有一天晚上，隔壁鄰居阿姨給了我一些糯米糕，我一口氣就把它吃完了，阿姨還慈祥地對我說：「小鐵牛，明天早上還有哈。」可是第二天早上我醒來時，沒等來好吃的，卻聽到了鄰居家裡小孩的哭喊聲，大人的呼喚聲。母親告訴我隔壁阿姨昨晚因病去世了。這是我第一次認識到什麼是死亡。原來生命是這般脆弱，世事是這般無常。

　　從那時起，我便在心裡暗下決心：一定要做神醫，就像故事裡那樣，用兩顆藥丸就能把人救活。從此，我開始了拜師學醫的征途。我先是跟著一位師傅上山採藥，從路邊的車前草、山澗的金錢草、溪邊的魚腥草開始，一種一種藥物去認識，每種草藥的生長環境、藥物特點、藥用部位、藥效等。我聽說哪裡有郎中會治病，有什麼奇方、妙方，都會前去討教。我又跟著多位師傅學習了如何治病救人，歷經十年風雨，不斷積累著採藥、製藥、配藥、治病的經驗。18歲時，我便能對一些小病小痛獨立開方調理，救治了許多病人。

　　後來工作了，閒暇時我依然跟著師傅堅持學習，並反復閱讀

《黃帝內經》、《傷寒論》、《千金方》、《神農本草經》等書籍，在理論上得到了進一步提升，對道家、儒家等國學也都有涉獵，尤其感嘆道家文化的博大精深。

越是實踐，越是學習，就越會發現自己的不足，對知識的渴求也就越來越強烈。於是，我便到道觀去修行。在山上修行的日子很清貧，但是也讓我有更多時間去學習和思考。

在山上修行的時候，我對道家文化、道家養生文化也有了更加深刻的理解。集結老子思想的《道德經》，其博大精深真可謂字字珠璣、句句經典，道家養生文化遵循「人法地、地法天、天法道、道法自然」的調養規律及「大道至簡、大道至易」的原則，講究「天人合一」，道家養生文化中的貴生觀、元氣論、天人觀、人體觀、形神觀深深影響了我。在此階段，我開始逐步悟到「以養代治」才能最終解決健康問題，養生應與生活融為一體，「去藥取食、藥食同源」才會更為安全、有效、穩定。這些領悟形成了我道醫養生的雛形，對以後道醫養生系統的成型產生了至關重要的影響。

隨著對道醫的認識和提升，對道家養生的領悟，並進一步學習了國內外對水與疾病、健康、長壽關係的闡述之後，我開始嘗試把水、溫度、能量引入這套道醫養生體系。

道醫藥食同源的觀念重在補充人體能量，恢復人體自癒力，並對人體進行雙向調理，使人體達到氣血平和、陰陽平衡。該系統通過吃、喝、泡、飲、熏、洗、敷、擦的方式，使身體排出入侵的各種風、寒、暑、濕、燥、熱、火等外邪之物，以達到清

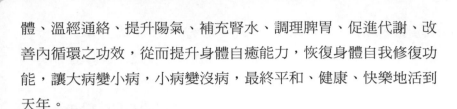

體、溫經通絡、提升陽氣、補充腎水、調理脾胃、促進代謝、改善內循環之功效，從而提升身體自癒能力，恢復身體自我修復功能，讓大病變小病，小病變沒病，最終平和、健康、快樂地活到天年。

我們在使用道醫養生系統為人們進行調養的過程中，發現一些患者的病會好一段時間後再度發作或反復發作，這也提示我們光有好的產品只能調養一時，不能保證療效一世，這個過程中還需要其他的要素來補充：調養人本身的配合、人們擁有的正確養生知識、人的性格等等。

道醫養生系統秉承道家養生理論，不僅用產品體系去補養身體，還強調在養生過程的同時，以調理身心健康為出發點，養生同時養心，注重人體整體功能的調節。迄今為止，隨著該系統的不斷推廣，已有數萬人從中收穫了健康，我也將繼續傳承和弘揚道醫精神，並將其發展、應用，以便讓更多人受益。

第1章

「四高」的問題，關鍵在於清除血液垃圾

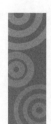

出奇制勝降服心臟病

常常從報紙、電視上看到這樣的報導，某某董事長、某某企業家突發心臟病去世，而且年紀都在四五十歲左右。這麼有才華的人，這麼早離世，真的令人惋惜！所以我奉勸那些拼命工作的人，要勞逸結合，善待生命，還有就是不可諱疾忌醫。

十年前，我的一個朋友，某公司董事長請我吃飯。席間，我對他說，你要小心，你心臟可能要出問題。董事長哈哈大笑：「我定期到醫院做體檢，醫生說我的身體比牛還壯，不會有問題的。」去年，這位朋友因心臟病突發，離世了。發病前，他感覺心口發悶，就自己開車到醫院檢查，做了心電圖，一切正常，醫生讓他回家休息。結果，他還沒到家，就倒下了。

大概在兩年前，從廣州來了一對夫婦，丈夫帶妻子來找我。妻子說：「有兩個病困擾了我多年，一是我背上的濕疹，奇癢無比，這麼多年，總反復發作；二是我經常胸悶，心律不齊，老感覺累，每天都要吃治療心臟病的藥物。」

我仔細觀察坐在我面前的婦女，眼睛混濁，身體很胖，看起來很疲憊，於是，我半開玩笑地說：「你是不是不愛運動，你看都超重了？」「我哪有精神運動啊，吃了飯就想睡覺，可我並不胖啊。」不胖？她的回答出乎我的意料，我用手一按，是虛的！結合她的情況，

我用如下方法給她進行調理：

　　1. 每天要泡腳，一個月後每隔一天泡腳，喝排毒茶，每天5～6杯。

　　2. 用陳醋泡黑木耳，泡了之後，一片一片地吃，還有用帶紅皮的花生泡醋吃，每天吃10～20粒。

　　3. 食用護心粉。用丹參、田七、花旗參，均量，打成粉，每天早、中、晚各2克，十天以後早、中各2克，一個月後早上2克即可。

　　最後，我告訴她，求醫不如求己，光指望醫生不行，還得靠自己，改掉不良習慣。她平時喜歡吃辣，也能喝白酒，還喜歡喝濃茶，這些習慣都必須改正。

　　她和丈夫回去後，按照我的方法堅持了一個月，就有了明顯療效。她打電話告訴我，濕疹好了；服用一個星期的護心粉之後，心臟病也有了明顯改善。現在精神好多了，胸不悶了，睡眠品質好了，治療心臟病的藥物也不吃了。再後來，大概兩年的時間裡，她只犯過一兩次心臟病，是因為與老公吵架引發的。

　　幾個月前，她還特地來看我，我幾乎都認不出她了，換了一個人似的，臉色紅潤，眼睛炯炯有神，滿面春風，她說公司舉辦爬山比賽，她還拿了第三名呢。

　　雖說心臟病是非常兇險的疾病，但只要你重視它，好好調理，它就會被馴服，否則，它就會嚴重地影響你的健康。任何一種疾病，哪怕是最兇險的疾病，只要找到了病根，都有治癒的可能。

　　就拿心臟病來說，發病的原因主要有兩點：一是來源於血液的淤堵，原因有寒濕、酸性垃圾，從而造成心臟負擔過重。在這個婦女的病歷中，濕疹和水腫就是體液、血管中垃圾過多的表像；二是氣血虛弱，心腎相交之氣不足，心臟的運轉缺乏能量，也是胸悶、心絞痛的一個主因。

心臟病患者的調整和保養要從兩方面進行：先用泡腳方，喝養生茶、排毒茶的方法，促進排汗、排毒，以增強運化，排出體內寒濕，把血管中淤塞之處打通。然後，用丹參、田七、花旗參來調養氣血，目的是增強心臟動力。

求醫錄

患者問：我前段時間有個親人去世，很傷心，最近一直心臟疼，有什麼好方法？

張老師答：可以用豬心湯調解心氣，豬心一個，加一些生薑、胡椒、枸杞，燉湯。喝湯吃肉，一周1～2次。對於受傷、生氣、悲傷過度的人，都可以用此法調解心氣。

患者問：心臟的其他症狀怎麼用食物來調理？

張老師答：對於心律不齊、冠心病，可以用黃芪、枸杞，或者黃芪和丹參泡茶喝；對於心慌、心悸、心動過快，可以常用柿餅去蒂、去籽用香油炸熟吃，也可以用苦瓜乾、枸杞、白菊花泡茶喝，平時可以常常拍打膻中穴等。

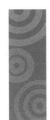

降「四高」的「健康套餐」

「四高」是指高血壓、高血糖、高血脂、高尿酸，這「四高」都是身體裡的血液遭到了不同程度的污染所致。下面逐一來介紹這「四高」。

1.高血壓

高血壓患者往往會因血管壁彈性太差，或血管通道淤堵，使心臟負荷加大。高血壓的調理應遵循以下原則：

第一，清理垃圾，將血液中和血管壁上凝固的垃圾和脂肪慢慢化解掉。

第二，升騰腎氣，讓心臟更平和地來工作——心臟工作需要依靠腎的元氣供應，腎氣升騰不起來，就會使心臟的工作受到影響。

第三，增加血管壁的彈性，提升人體對高低血壓變化的耐受力。

如果血液乾淨了，心臟工作有力了，血管彈性增大了，就不會有高血壓的情況了，腦出血、心肌梗死的患者自然就少了。

2.高血糖

糖尿病漸呈現年輕化的趨勢，大家應該提高警覺。糖尿病通常是由於高血糖引起的。對於糖尿病，我通常採取如下方法調理：

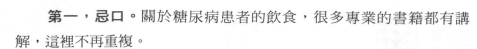

第一，**忌口**。關於糖尿病患者的飲食，很多專業的書籍都有講解，這裡不再重複。

第二，**運動**。每天早、晚散散步，多做一些柔和的運動。

第三，**多泡腳、喝水**。可以用香蕉皮、薑苗煮水泡腳，大量出汗，同時大量補水。

第四，**食物調理**。平時用玉米鬚、白蘿蔔煮水當茶喝。每週兩次用豬脾臟燉湯喝，有助於修復脾臟。還可以常用山藥、胡蘿蔔、番茄煮湯喝，增強脾胃功能。另外桑葉也不錯，具有升肝津和清肝的作用，中醫講肝藏血，肝臟功能恢復了，對糖尿病的改善也是有幫助的。

據我多年的實踐觀察，通常患者堅持做1～2個月，情況就能得到很大改善。

3.高血脂

高血脂是血液中脂肪太多，調理原則是清除血液中的脂肪，可從三個方面入手：

第一，**忌口**。停止大吃大喝，堅持低脂飲食，不吃動物油脂，一天不超過一個雞蛋，不吃動物內臟，多吃蔬菜水果。

第二，**食物調理**。經常用陳醋泡黑木耳來吃，或用花生米泡陳醋72小時，每天三餐吃幾個花生米、25克陳醋。還可以用冬瓜皮煮水吃，有助利尿。

第三，**平時多泡腳、多喝水**。大量排汗，同時大量補水，打通全身的淤塞，去脂效果才能理想。

通常按照上述的方法，半個月後就能得到明顯改善。

4.高尿酸

高尿酸就是身體中的酸性物質超標，西醫也叫普林高。尿酸高會引發痛風。一般調理方法有以下幾點：

第一，忌口。高蛋白、高熱能的食物，比如啤酒、龍骨湯、海鮮都是不能吃的，因為它們會產生大量酸性的垃圾，患者體液的酸性程度已經在臨界點上，再吃就會引發痛風。

第二，用白蘿蔔和蘿蔔苗煮水喝。隨意飲用，對於緩解痛風引起的疼痛效果明顯。

第三，多喝水。常喝弱鹼性的水，能夠中和身體裡的酸性。

求醫錄

患者問：人們常説尿酸高的人不能喝啤酒，為什麼呢？

張老師答：因為啤酒是小麥釀製的，在釀造的過程中容易產生酸性物質。在中醫來講，啤酒中的寒濕之氣很重，容易造成寒淤、肥胖。

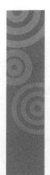

降血壓不能單靠藥物，應該多方面調整自己的生活

　　高血壓是引發腦出血、腦血栓、心肌梗死的罪魁禍首。控制好血壓，就能在一定程度上防止腦出血、腦血栓、心肌梗死的發生。通常我會給高血壓患者以下建議：

　　第一，就是忌口。肥膩、過鹹、刺激性、高蛋白、高脂肪、高熱能的食物儘量少吃，肉類食物占日常飲食的一二成即可。

　　第二，良好的飲食習慣。平時要多喝水，多吃水果，最好每天用胡蘿蔔、蘋果、芹菜榨成汁來飲用，既能降壓又能滋養腎津。

　　第三，多利用降壓的食物。比如用玉米鬚和冬瓜皮泡茶喝，還要常吃醋泡花生、醋泡黑木耳。

　　第四，保持良好的心理狀態，情緒穩定。情緒的波動會導致血壓出現高低變化，變化越快，出現危險的可能性越大，嚴重的還可能引發腦出血。

　　堅持以上四點，一般經過兩個月的調理，高血壓就能得到一定的改善；三個月左右，吃藥的患者可以逐步減半，並能將血壓維持在很穩定的狀態。

　　可能很多人不太明白，為什麼採用以上方法就能穩住血壓呢？你

可別小看這些方法，裡面是有奧秘的。

喝養生茶是為了促進脾胃運化；排毒茶能提升身體對垃圾的排泄能力，清除血液和血管壁上凝固的垃圾和脂肪；醋能軟化血管，增加血管壁彈性，提升人體對高低血壓變化的耐受力；芹菜汁有明顯降壓作用；胡蘿蔔、蘋果可滋養腎津。我還提到要保持心氣平和，這是因為心臟工作的能量依靠腎的元氣供應，也就是中醫裡提到的心腎相交。如果腎氣升騰不起來，就會影響心臟的工作，這叫「心腎不交」。有些人到醫院檢查，醫生說心臟沒問題，可患者就是不舒服，晚上睡覺心臟有重壓感，很難受，這就是腎氣升騰不好，「心腎不交」所致。

求醫錄

患者問：我有高血壓，醫生說我可能有腦出血的危險，有沒有什麼方法可以降低這種風險呢？

張老師答：常吃香椿炒鴨蛋就可以降低腦出血的發病機率，也可以把香椿曬乾泡茶喝。控制血壓的話，可以用柿子葉煮水喝。

還可以每天用冬瓜皮、玉米鬚、芹菜根（葉）各50克，再放1.5～2.5升水，煮20～30分鐘，都是很好的降壓、降血脂的方法；或者每天用兩個蘋果、一個胡蘿蔔、芹菜250克榨汁，快的7天、慢的21天就能達到降壓效果。

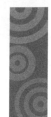

「三高」調理 重在疏通

　　說到「三高」，很多人都不會陌生，它是指高血壓、高血糖、高血脂。近年來，隨著人們生活水準提高，「三高」患者的人數與日俱增。「三高」是心血管疾病的罪魁禍首，對人類健康的危害不言而喻，更糟糕的是，「三高」總是相伴出現，一旦有「一高」，往往會發展為「二高」、「三高」，甚至是「四高」（高尿酸）。

　　目前，醫院治療「三高」常用的處理方法就是「降」！降壓、降糖、降脂，通過用強烈的、剛烈的、抑制性的方法壓住「三高」，這種方法就好比是古人治水，總是與之對抗，結果只能是治標不治本，達不到很好的效果。「三高」的調理也應該向大禹學習，疏導為上，從根源上來處理。

　　我處理「三高」的原則是：通暢血液、清除垃圾，增強心血管的彈性，軟化血管，增強人體的運化功能。只要把身體內這些垃圾清除掉了，血液系統通暢了，血管壁的垃圾少了，彈性足了，「三高」自然就被降服了。下面給大家介紹一些簡單有效的方子：

> ☕ **泡腳運化方**
>
> 🍱 材料：生薑或薑苗、橘子皮、香蕉皮、蘋果皮。
>
> 🍱 做法：將水燒開，加入上述材料，均量，煮10分鐘。將煮好的水

倒入泡桶，先蒸再泡，膝蓋蓋上毯子保溫，儘量讓身體大量流汗，同時大量補水，最好是大量飲用養生茶。

- 🍶 功效：每天泡腳半小時到一小時，同時大量喝水，能促進全身運化，加強排汗，排出體液中的垃圾，堅持一段時間，健康狀況就會慢慢改善。
- 🍶 性能：簡單方便，適用所有人，對於體液污染造成的各種疾病都有較好療效。

☕ 養生茶方

- 🍶 材料：糙米（60%）、大麥（15%）、黑米（15%）、枸杞（10%）。
- 🍶 做法：糙米、大麥、黑米用文火炒10～15分鐘，把其中的水分逼出，聽到「劈啪」的聲響起鍋，放入枸杞，做成養生茶儲存。飲用前，用8倍的水先煮沸，倒入養生茶，中火煮12～15分鐘（其中的米粒不要破裂），然後關火，封蓋5分鐘。過濾，倒入暖水瓶存儲，一天喝數升為佳。
- 🍶 功效：促進脾胃吸收和運化，加強腸胃功能。
- 🍶 性能：簡單方便，適用於所有人，可以代替平時的茶飲，長期服用。

　　俗話說，「求醫不如求己」，要想遠離「三高」，除了按照上面介紹的方法進行調理外，也應發揮主觀能動性。眾所周知，「三高」的發病原因除了遺傳因素，還與不良的飲食習慣、睡眠習慣及生活習慣密切相關，比如抽煙、喝酒、愛吃油膩食品、不愛運動等等。隨著人們生活水準提高，人們身體普遍處於營養過剩的狀態。所以，防治「三高」首先要管住嘴，少攝入高蛋白、高脂肪、高能量、高鹽、高

糖、高油的食物，日常可以經常喝玉米鬚、茅根、冬瓜皮等做的排毒茶。其次就是抬起腿，尤其是肥胖者更應該少坐多動，此外，還應養成良好的睡眠習慣。

總之，只有多管齊下，才能遠離「三高」！

求醫錄

患者問：「三高」與肥胖有關係嗎？

張老師答：是的，特別是「蘋果形肥胖」人群是高血壓、高血脂、高血糖高危人群，心臟病、猝死等發生率也明顯高於正常人群。

喝水是調理高血脂的好方法

　　我雖然研究的是中醫和道家養生法，但並不排斥西醫，西醫在檢測手段、急救和病毒的處理方面，確實有中醫無法比擬的地方。

　　我本人應該算是一個胖人，醫生說像我這樣的人，一般都會有高血脂，但我的血液指標卻非常正常。這個檢測結果令醫生們都很驚訝，問我是不是不吃肉，我半開玩笑地說，我很能吃肉，因為道士是不需要禁肉的，但這是為什麼呢？醫生們覺得更不可思議了。

　　起初，我也很納悶，後來仔細思考一番後，我認為這可能與我長期喝排毒茶有關。排毒茶裡面有魚腥草、玉米鬚、冬瓜皮，這些都有降血脂的作用。另外，我每頓飯必須有湯，每天早上必須喝一大杯白開水。

　　我曾經給一些高血脂的人做過調理，總的調理原則就是清除血液中的脂肪，具體可以從幾個方面入手：

　　第一，忌口。停止大吃大喝，堅持低脂飲食，不吃動物油，不吃動物內臟，多吃蔬菜水果。

　　第二，採用食物進行調理。經常用陳醋泡黑木耳吃，或者用陳醋泡花生米72小時，每天三餐吃幾顆花生米、25克陳醋，還可以用冬瓜皮煮水喝，加快利尿。

　　第三，多泡腳，多泡澡。使能大量排汗，同時大量補水，打通全

身的淤塞，有助於去脂。

第四，多喝水。每天必須喝兩大杯以上的水，吃飯必有湯，喝水可以是「養生茶」、「排毒茶」或者是白開水。

堅持以上的調理方法，一般半個月後就會有明顯的改善。

看了以上的調理方法，可能有人會有這樣的疑問：喝水也能治病？不錯，美國有個F·巴特曼博士，寫了一本書叫《水是最好的藥》。他研究發現，膽固醇並不是我們認為的那樣一無是處，它也是有用的，是人身體中保持細胞水平衡的物質。

如果你長期不喝水，就會在血管壁上產生膽固醇，阻止身體細胞中的水流失。當然，如果你身體中的水分充足了，膽固醇就沒有存在的意義了，身體的自我調理機制會自然讓血液中的膽固醇變少。簡而言之就是，人不喝水，血液裡就會堆積膽固醇；喝足夠的水，就會降低膽固醇。所以說，喝水當然是調理高膽固醇的好方法。

說到喝水，我想提醒大家的是，千萬不要等到口渴了再去喝水。感覺口渴了，就說明你的身體已經處於脫水的狀態，血液中的膽固醇已經開始堆積了。

求醫錄

患者問：我有高血壓、高血脂，有沒有什麼辦法調理？

張老師答：平時可多吃山藥湯、紅薯湯等粗糧。還可以用向日葵盤煮水當茶喝，或用魚腥草、夏枯草當茶喝，效果也都很好。

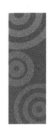

脾胃調養好了，糖尿病不再可怕

　　糖尿病是血液中葡萄糖堆積過多產生的疾病，之所以會這樣，是因為脾的功能出現了問題。脾的作用是平衡腸胃運化。現代社會糖尿病的發病率之高，與人們的飲食習慣密切相關，比如喜吃肥膩、過甜、過鹹、過酸、過刺激的食物，導致脾的平衡運化功能失衡，食物不能充分地轉化，糖分直接進入血液中所致。

　　在西方國家，人們把糖尿病稱為「沉默的殺手」，因為糖尿病本身並不可怕，可怕的是併發症，發展為足病（足部壞疽、截肢）、腎病（腎衰竭、尿毒症）、眼病（模糊不清、失明）、腦病（腦血管病變）、心臟病、皮膚病等，這些才是導致糖尿病患者死亡的主要因素。

　　目前，醫院裡治療糖尿病的方法主要以服用藥物降糖、打胰島素為主。打胰島素的作用是通過外部胰島素代替胰臟自己分泌的胰島素，其後果是造成脾的功能逐步退化，就像吸食鴉片一樣，這輩子就離不開胰島素了。所以，我建議糖尿病患者在採取藥物治療的同時，也要堅持採用食物調理法，慢慢恢復脾胃的功能。

　　我曾經調理過一位中年的男性糖尿病患者，他30歲的時候就患上了糖尿病，得病之後，他並沒有覺得身體有多麼不舒服，便依然我行我素。後來，病情越來越嚴重，身體肥胖，走路乏力，經常冒虛汗，身上長了許多皮疹，性功能也受到一定影響，他這才意識到問題的嚴

重性。

我對他說：「你這是拿自己的生命開玩笑，如果你依然繼續以前的生活習慣，調理也無濟於事。」這位中年人追悔莫及，我結合他的具體情況，制定了一套調理方案。

首先，改變原有的陋習。禁煙酒；少魚肉，飯吃七分飽，少吃多餐；不熬夜，準時就寢；早晚散步。

其次，多泡腳。大量發汗的同時補足水分，這對淨化血液、降低血糖濃度有一定的幫助。

再次，採用食物調理法。這點共包括以下幾個方面：

1.多吃五穀雜糧做成的茶（養生茶），增進運化，滋養脾胃。

2.經常燉山藥湯喝，山藥對調理脾胃的效果明顯。

3.常用玉米鬚、綠豆、冬瓜皮煮水當茶喝，利尿解毒。

4.每兩周可以用豬脾臟煮湯喝。

經過兩個月的調理之後，這位患者的情況有了明顯的改善，空腹血糖值從13.2降到7.5，接近正常值，精神狀態也明顯好多了。見有了成效，我鼓勵他繼續堅持，以免出現反彈情況。他說，有了上次的教訓，他再也不敢對身體大意了。

求醫錄

患者問：糖尿病患者是不是不能吃糖？

張老師答：不是的，糖是人體生命不可缺少的營養物質，是提供人體活動，尤其是腦力勞動所需熱量的優質燃料。如果身體缺糖，會導致低血糖，同樣是危險的。所以，糖尿病的飲食控制關鍵在於合理，而不是只限制進食含糖食物。

患者問：我得了糖尿病還在打胰島素，我應該吃些什麼東西好？

張老師答：用玉米鬚和豬脾煮湯，或者用玉米鬚和綠豆煮湯喝。再推薦一個糖尿病患者的佐餐，用冬瓜、南瓜、胡蘿蔔、淮山各250克，加上粳米100克煮粥喝，效果很明顯，每日一次可降糖。

患者問：我是個糖尿病患，平時沒太多時間，您給我一個最簡單的方法吧。

張老師答：你就第一天用甘草煮水，第二天用綠豆煮水，連喝兩個月；或者用山藥湯和南瓜湯，隔天交替飲用兩個月；再或者用菠菜、芹菜、胡蘿蔔煮水，苦瓜乾、白菊花泡茶，隔天交替飲用兩個月。選以上任一套方法，都有很好的療效。

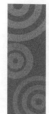

白蘿蔔葉煮水，讓痛風不再痛

痛風又稱「高尿酸血症」，普林代謝障礙。對於發病的原因，中西醫有著不同的理解。

西醫認為，痛風是體內酸性物質過多，侵蝕身體的正常機能所致。有些人喝了啤酒、龍骨湯、海鮮之後，痛風馬上發作，這是因為身體中的酸性到了臨界點。

而中醫則認為，痛風是身體受了邪，風、寒、濕三氣雜至，侵襲機體，痹阻經絡，氣血運行不暢，淤塞關節，從而造成肢體、關節（手指、腳趾）疼痛。

痛風會引起關節劇烈疼痛，讓患者痛不欲生，但這並不是對人體的最大危害。如果長期得不到有效治療，還會波及肝臟和腎臟兩個解毒器官，這才是最要命的。所以，當痛風發生時，我們應該及時治療，控制病情的發展。

我曾經調理過一些痛風患者，有些患者痛得路都走不了，經過一段時間的調理後，病情得到了有效的控制。通常我會建議患者採用以下方法進行調理：

第一，就是忌口，少吃動物類內臟，如腦、肝、腎、心、肚；少吃海產類，如沙丁魚、鯡魚、帶子、海參、蠔、蝦米、魚皮、魚卵，以及鵝肉、野生動物、啤酒等。多吃水果、蔬菜等鹼性食品。

第二，因痛風引起疼痛，可用白蘿蔔、蘿蔔葉煮水喝，既有助於降尿酸，又能緩解疼痛。這個方子用料便宜，操作簡單，而且效果明顯，患者不妨嘗試一下。

第三，多泡腳，使能大量發汗，發汗的同時補水，以打通身體中的淤堵，解決體液中尿酸高的問題。

第四，多喝用五穀雜糧所製的養生茶，它具有弱鹼性，滋養脾胃，極易被身體吸收。也可以喝一些排毒茶，有助於排出身體中的酸性毒素。

求醫錄

患者問：聽說痛風是飲食不當引起的，可為什麼天氣變化的時候，我的病情也會加重呢？

張老師答：飲食不當只是引發痛風的一個重要方面，除此之外，天氣變化如溫度、氣壓突變等，也是誘發痛風的因素。

患者問：我去醫院檢測，血液各項指標都很好，就是普林偏高，能解決嗎？

張老師答：你就用鮮蘿蔔葉、鮮燈心草各150克，加水1500～2500克，煮20～30分鐘，當茶連喝3天，就能有所改善。

中風不要怕，
食物調理有奇效

腦出血與腦梗死均可引起中風。

1.腦出血

我有一個同學的父親因腦出血而偏癱，生活無法自理。那天，同學帶他父親來找我，問我有沒有解決方法。其實，對於這樣的患者來說，不是急於恢復生理機能，核心應是先穩住血壓，扶住陽氣，而後通過緩慢運動恢復機能。結合老人的情況，我制定了一套調理方案：

第一，遠離大魚大肉，過鹹的、刺激性食物，戒掉酒、煙、茶，參照調理「三高」的方法降血壓。

第二，經常用薑苗、柚子葉、楓樹葉、樟樹葉煮水泡腳，先蒸後泡，爭取出一身大汗，並喝排毒茶、養生茶，以補充水分，還要常用柚子葉煮水洗頭。

第三，建議老人在家人的幫助下常散步，不要在輪椅上久坐，不要急，循序漸進。

第四，根據老人手能動的特點，教給他一套簡單的保健操：端坐，全身放鬆，調息，放鬆身心。然後手常搓，耳常撚，沒事眨一眨眼睛，腳也要搓，雙手搓搓腎（兩腰）。

第五，經常煲山藥湯喝，能促進脾胃功能，固住身體陽氣，常吃

應季水果，滋養腎元。

堅持一年左右的時間 ，這位老人基本可以丟掉輪椅，不用拄拐杖了。在此我想提醒一下腦出血的患者，一定要注意保養，改變不良的生活習慣，否則很容易復發。一旦復發，往往是凶多吉少。

2.腦梗死

我的一個朋友曾帶他們公司的董事長來我這裡做調理。此人50多歲，一天早晨刷牙的時候突然感覺嘴歪了，口水不自覺地流了出來，半個小時後有所好轉。過了幾天又發生了同樣的情況。於是，他趕緊去了醫院，檢查發現他的腦部有一個部位梗阻了。

我仔細觀察坐在面前的這個人：紅光滿面，這是一種紅光外泄的現象。據此我判斷他應該有「三高」症狀，通常這種情況會有三個後果：腦梗死、腦出血、心肌梗死。從他的脈象來看，發生腦出血的可能性不大，主要是防止出現心、腦梗，從他手部水腫的情況可以看出，他的心臟負擔較重。

當我把情況跟他講了之後，他有些納悶：「醫院監測說我的心臟各項指標都很好，就是晚上睡覺的時候，覺得胸悶，有壓迫感，但醫生說我沒問題。」我跟他解釋說，這應該是心腎不交之症，如果腎的元津不足，就是腎氣上不來，沒有能量支撐心臟的運轉，情況會很危險。他說有個中醫讓他服用六味地黃丸補補氣血，吃了之後沒有明顯的效果。這是很多醫生容易犯的通病，心臟不好，就補氣血，殊不知，找不到根源，補這個東西反而會損傷腎氣。

針對這個人的情況，我建議他採取如下方法進行調理：

第一，肥膩的東西少沾，海產品少吃。

第二，喝排毒茶，排出血液中、體液中的垃圾；喝養生茶，運化

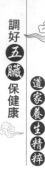

脾胃，滋養腎氣。

第三，陳醋泡花生，每天20粒；陳醋泡木耳，乾木耳泡在陳醋裡，每天7片，用來軟化血管和清除血液中的垃圾。

第四，用薑苗、柚子葉、楓樹葉、樟樹葉煮水洗腳或者泡澡，疏通身體中的淤塞部位。

第五，和腦淤血的方法一樣，用山藥湯、水果汁滋養腎津。

四個月後，他再來找我，說情況明顯好轉了，嘴巴不歪了，血壓也降下來了，感覺心臟壓力也減輕了不少。

說了這麼多，看似複雜，其實，腦梗死的調理方法很簡單，可以概括為：梳理疏導（黑木耳）、軟化血管（醋）、促進血液循環、幫助代謝（薑苗、柚子葉等洗腳），通過山藥湯、水果汁固住陽氣。

3.中風的急救處理

一次旅遊，我在山腳下遇到這麼一位患者：突然倒地，口吐白沫，面色慘白，臉上的青筋暴起。我趕緊找了一個植物的刺，刺破他的手指放血，這位患者很快緩解過來。他說他有高血壓，如果不及時放血，會有生命危險。

腦出血的發病突然，情況危急，如果不及時採取措施，後果不堪設想。可是面對突然的情況，多數人往往會不知所措。這裡我跟大家講講腦出血患者的急救：不要去移動他，讓患者平臥，頭部墊高一個枕頭，等救護車來之前，要十宣放血。十宣放血就是給十個手指頭的端部放血，或者大腳趾端放血，用以降血壓。

當然，如果能在發病之前發現端倪，那是最好的。其實，無論是腦出血還是腦梗死發病之前，都有報警信號。通常腦出血發作之前，會出現情緒不好、睡眠不好、心理壓力過大、血壓不穩定、頭脹等症

狀。腦梗死發病之前，也會有頭暈、頭脹、麻木的前兆，發現這些症狀之後，就要及時去醫院檢查。

求醫錄

患者問：中風患者大量喝水好嗎？

張老師答：這是必需的，中風主要是因為血液中垃圾太多，血液不暢所致，大量喝水，血液才能乾淨，血液乾淨了，問題就解決了。當然喝的如果是養生茶、排毒茶，效果更好。

患者問：治療血管硬化有什麼好方法嗎？

張老師答：取白木耳、黑木耳各15克，用冷水泡發洗淨，放小碗內，加水和冰糖適量，將碗置蒸鍋內，蒸1小時，分幾次吃木耳飲湯，每日2～3次，連服2～3個月，用來治療老年人血管硬化、高血壓和眼底出血等症，效果顯著。

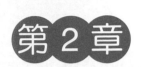

調理肝病，
三分治七分養

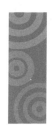

肝病的發生不是一朝一夕的事情

　　《黃帝內經》中說：「肝是四肢的根本，藏魂之所在。」肝臟是人體重要的解毒器官，猶如一個「化工廠」，各種毒素經過「化工廠」的一系列化學反應後，才能變成無毒或低毒物質。解毒只是肝臟的基本功能之一，除此之外，肝臟還具有造血、分泌膽汁和促進運化等功能。

　　如果人們不注意保養肝臟，讓它長期處於超負荷運轉狀態，肝臟就會像機器一樣，終將有報廢的一天。近年來，肝病的發病率呈現上升的趨勢，就與肝臟的過度疲勞有著直接關係，比如生活不規律、長期熬夜、性生活無度等。

　　另外，食物的污染（過多的農藥、添加劑、防腐劑）、大氣污染，使肝臟長期處於「重度污染」之中，一旦肝臟的解毒能力下降，積聚在身體裡的毒素就會危害健康。酗酒引發的酒精中毒，對肝臟就是一個不小的危害。

　　肝臟是五臟之一，但它與心臟、胃腸等器官不太一樣，它是個「沉默的器官」，任勞任怨，即使生了病，除非已到了非常嚴重的地步，否則它不會讓我們感覺到疼痛，所以說，肝臟是個遲鈍、忍耐力很大、韌性很強的器官，但也因為這樣，人們很容易在不知不覺中操勞過度，傷害到它。

中醫講「肝為罷極之本」，這說明肝病的發生不是一朝一夕的事情，是多年不良生活習慣的積累。所以，肝病的調理也是一個緩慢的過程，調理的根本原則就是以養為主，三分治七分養。這個看似簡單的調理，實際上難度卻很大，因為很多人都閒不下來，往往是一邊調理，一邊在疲於拼命，為工作累，為應酬忙，結果使情況越來越糟糕。

求醫錄

患者問：中醫說春季養肝，這句話應該如何理解呢？

張老師答：按中醫理論，肝屬五行之木，春木旺，肝主事，因此，春季護肝尤為重要。但我也告訴大家，其實任何時候都要注意養肝，不只是春季。現代人工作疲勞，忙於應酬，飲酒無度，肝都在超負荷運轉，所以任何時候都要注意養肝。

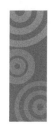 肝病要靠養： 清淡飲食，緩慢運動

　　肝病的種類繁多，其中最為常見的有病毒性肝炎、肝纖維化、脂肪肝、酒精肝、藥物性肝損害及肝硬化、肝癌等，但無論哪一種肝病，都是多年不良生活習慣的積累所致。

　　既然疾病的發生不是一朝一夕的事情，調理起來也不可能一蹴而就。肝病的調理以養為原則，核心是「養好身體、協助排毒、固住腎元」。養肝可以從兩個方面入手，一是飲食調理，一是運動調理。

　　我先來說說飲食調理，患肝病的人飲食上主要應注意以下幾點：

　　第一，任何肝病患者必須戒酒、戒煙、斷茶，否則，後患無窮。

　　第二，少吃肉，多吃蔬果。肝病嚴重的人聞到肉味就會噁心、嘔吐，所以，飲食上應以清淡為主，少食過甜、過鹹、過辣、肥膩的食物。

　　第三，不能吃羊肉、牛肉。這些肉類分解後，會產生大量酸性的物質，而這些酸性物質都要靠肝去分解，從而加重肝臟負擔。

　　第四，多吃解毒、通淋利尿的東西，如車前草、夏枯草、金錢草、溪黃草、田基黃、茵陳、茯苓等。建議大家經常喝排毒茶，以幫助肝臟排毒，減輕肝的負荷。

　　接下來，講一下肝病患者的運動問題。我曾經接觸過一個肝病患者，一個30多歲的年輕人，頭腦靈活，年紀輕輕就事業有成。閒暇之餘，他經常帶著助手去爬山，但他爬山與別人不同，總是捂著肚子，

這讓我感到很好奇。

於是，我找了一個機會跟這年輕人聊天。通過攀談得知，年輕人姓廖。「你的肝不太好吧？」我試探性地問。年輕人很吃驚：「老師，你怎麼知道的呀？我前不久才在醫院做的檢查，說我有肝硬化的跡象。」「廖先生，恕我直言，恐怕你的問題比醫生說的嚴重，醫生講得比較委婉。」年輕人聽後，讓我給他點建議。

「首先，你要停止爬山。」此話一出，年輕人有些不高興，「醫生說讓我運動，你又不要我爬山，這不是矛盾嗎？」「我不讓你爬山，並不是不讓你運動啊，你可以減少這種劇烈運動，多做些慢運動，比如散步。」年輕人搖了搖頭，沒有聽取我的建議，之後，他依然堅持爬山。

三個月後，我再也沒有見到年輕人來爬山。一天，他的助手來找我：「張老師，你能不能去看看我們的老闆？」原來，廖先生已經病得無法下床，肝腹水令他看起來像個孕婦，臉上發烏，看起來嚇人。

見此情況，我只能遺憾地說：「對不起，我幫不了你的老闆了。」一個月後，年輕有為的廖先生就去世了。

我講這個例子，只想告訴大家一個道理：肝病要靠養，不能太勞累，爬山屬於劇烈運動，耗損太大，如果肝病患者堅持這種運動，無疑在拿生命開玩笑。

求醫錄

患者問：聽說肝病患者不能吃發物，我想知道什麼是發物？

張老師答：發物指有毒性、有刺激性，容易使瘡癤或某些病狀發生變化的食物，如羊肉、魚蝦、鵝等等。

肝病有多種，調理方法各不同

在上一節，我講了關於肝病調理的總體原則，這一節，我將有針對性地講一講不同肝病的調理方法，主要涉及肝炎、脂肪肝、肝腹水、膽囊炎、肝硬化、肝癌。

1. 肝炎的調理

肝炎調理的原則依然是養，不要讓肝臟的負荷過重，具體措施如下：

第一，要充分休息，避免疲勞，不熬夜，按時就寢。

第二，戒掉煙、酒、茶，多吃枸杞、山藥、白蘿蔔燉湯，以輔助身體運化。

第三，多吃一些具有排毒功能的東西，如茵陳、溪黃草、陳皮、茯苓以及靈芝等。

第四，長期飲用養生茶、排毒茶。

2. 脂肪肝、肝腹水

脂肪肝是指由於各種原因引起的肝細胞內脂肪堆積過多的病變，簡單地說，就是人體攝入的脂肪太多，超過了肝臟的分解能力。所以，調理脂肪肝應以能分解脂肪的湯水類、素菜類食物為主，去彌補

食品的不平衡，想辦法降血脂。

如果是肝腹水則需要採取一些排水消腫的措施，如排汗、利尿。其實，肝腹水和腎水腫兩者有些相似之處。我們一般使用冬瓜皮、赤小豆、玉米鬚煮水喝，或者是用鯽魚、白蘿蔔燉湯喝也能去水腫。

3. 膽囊炎

「肝膽相照」這一成語，用來形容人與人之間真誠相待，關於這個成語，也可以用中醫知識來解釋。《黃帝內經》中說：「肝者，將軍之官，謀慮出焉。」「膽者，中正之官，決斷出焉。」意思是說，肝經負責謀慮，膽經負責決斷。只有肝經和膽經相表裡，肝膽相照，我們的身體才不會出現問題。

肝能分泌膽汁，而膽汁的主要作用是幫助脂肪在腸內的消化和吸收。如果患上膽囊炎，就會影響脂肪的消化吸收。目前，西醫一般會建議患者切除膽，我卻不太贊同這個方法。身體的每一個器官都有它獨特的作用，患病了，不是一刀切除就能解決的事情。

我建議膽囊炎患者在患病期間，要保持利尿系統通暢，腎氣充足，幫助肝臟排毒的功能要跟上，可以每天用檸檬沖茶喝，平時多喝一些甘蔗汁，用以滋養腎津。

也可以把冬瓜皮打成粉，雞內金打成粉，每天早上、中午各兩克，用來治療膽囊炎和膽結石。冬瓜皮有利尿的作用，雞內金有消積的作用，可以養脾胃。

4. 肝硬化、肝癌

肝硬化是由於各種原因引起的肝臟功能損壞，使肝臟慢慢變形，變硬，導致肝硬化。關於肝癌，中醫稱之為「肝積」，「積」就是堆

積了很多垃圾，直接影響了肝臟自身功能的運行，致使肝臟功能低下。對於這兩種肝病，我通常會採取以下調理方法：

第一，是忌口。多吃滋潤肝臟和養肝的東西，絕對不能吃增加肝臟負擔的食物，過於升騰、宣發、陽性、酸性的食物都不宜吃。比如牛肉、白酒、洋酒等。

第二，扶固腎元。讓身體的陽氣升騰起來，能夠滋潤肝臟，增強自身的能量和免疫能力。患者可以常喝些山藥湯、甲魚湯、黃豆蟾蜍湯等。

第三，消積去淤，增強運化。其實就是排毒疏導，通過身體的運化自我修復。關於這一點，患者可以吃些鯽魚湯、烏魚湯、海帶瘦肉湯、雞蛋、糙米、紅薯、馬鈴薯等；長期飲用養生茶可增強運化，排毒茶可消積去淤；用虎杖、溪黃草、田基黃、靈芝、雲芝熬水當茶飲。

求醫錄

患者問：我家裡有個肝硬化患者，我想瞭解一下，這種病會不會傳染？

張老師答：一般來說，由病毒導致的肝硬化會傳染，其他的不會。家人在照顧肝硬化患者的時候，儘量減少與這類患者的接觸，避免被傳染上病毒性肝炎，必要時可去醫院檢查。

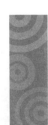

好肝是「養」出來的

　　我國是肝炎嚴重流行的國家之一，患上肝炎後，如果不及時治療，很容易發展為肝硬化、肝癌，所以，大家應該提高對肝炎的重視程度。肝炎是西醫的說法，中醫稱之為黃疸。黃疸的病因有外感和內傷兩個方面，外感多屬濕熱疫毒所致，內傷常與飲食、勞倦、損耗過度有關。我個人認為，黃疸的本質原因是身體內的毒素淤積，困遏脾胃，造成肝的負擔過重，造成淤塞，疏泄失常所致。

　　雖然肝炎繼續發展下去危害性很大，但只要加以重視，認真治療，帶病活到天年，是完全有可能的。關鍵要依靠患者本人，否則，華佗再世也無力回天。

　　七八年前，有一位做礦石生意的袁老闆來找我：「張老師，聽說你能治肝病，你能不能把我治好？」「我只是個輔佐者，能不能治好要看你是否善待自己的身體。」他財大氣粗地說：「只要你幫我治好，錢不是問題。」我笑著說：「如果你信任我，我可以試一試。」

　　之後，我詳細地瞭解了他的情況：患過B肝（小三陽），已有十年歷史，現已有肝硬化跡象，還有中度脂肪肝，常感覺肝區隱隱作痛，易疲憊，發無名火，睡覺不安穩。仔細觀察，此人眼睛乾澀無神，臉色發黑黃──這都是肝病的外在表現；手掌發黃，這是黃疸偏高的現象。接著，我又問他的生理機能如何，他無奈地搖搖頭，說有些力不

從心。綜合他各方面的情況，我給他開了一組調理的方子：

首先，溪黃草、田基黃、陳皮、茯苓、靈芝、半枝蓮均量，每天煮兩三次，當茶喝。

其次，戒掉酒、煙、茶，遠離牛肉、羊肉、海產品、鵝肉及各種野味。

最後，按時休息，不熬夜，不打麻將，性生活有所節制。

袁老闆堅持了一個月，有了明顯效果，精神好了，性功能也有所恢復，我告誡他一定要堅持下去，切不可半途而廢。

調理三個月後，他的各項指標都下來了，於是，我把藥量給他減了一半，並在茶中增加了一點菊花、金銀花。另外，我把養生茶的方子告訴了他，要他每天當茶飲，以加強脾胃運化。

六個月後，他的體重從57公斤長到75公斤，面色紅潤了，人也有精神了，他認為自己徹底康復了，就再也沒來找過我。

兩年後，一位中年男人突然來找我：「你一定要救救我弟弟！」突然的造訪令我摸不著頭腦，來人簡單介紹之後，我才明白是怎麼回事。此人是袁老闆的哥哥，他說他弟弟患上了肝癌，希望我能救他，我無可奈何地搖搖頭。不久之後，袁老闆因病去世了。後來得知，他調理好之後，又恢復了以前的生活習慣，不吃藥，天天喝酒，玩樂，而且特別喜歡吃肉。

俗話說，「吃藥不忌口，藥效會溜走」。中醫認為，肝炎病毒是濕熱病毒，患者首先就得忌口，尤其是燥熱的肉類，此時若再大量飲酒，更是雪上加霜。

現在人們經常有這樣一個錯誤認知：生病了，不是先從自身找原因，而是先急著找名醫。其實，這是本末倒置。即便是名醫找到了，如果患者不從根本上改變不良習慣，一切都是枉然。

求醫錄

患者問：我得的是B型肝炎，聽人說這輩子治不好了，請問是這樣嗎？

張老師答：沒必要這麼悲觀，世上沒有絕對的事情。無論是A型、B型，或者西醫說的大三陽、小三陽患者，都可以用下面的一組方法去調理，堅持三個月，你會有巨大的驚喜：

生活方：煙、酒、茶、羊肉一定要戒掉。另外，每天要注意休息，不能太緊張，早晚散步，避免劇烈運動。

食療方：每天枸杞、山藥燉湯喝。另外，每隔兩天，食用白蘿蔔和瘦肉、排骨汆湯，還有蘿蔔鯽魚湯、泥鰍冬瓜湯等等。養生茶常喝，養脾胃。

調理方：茵陳、溪黃草、陳皮、茯苓、田基黃均量，每天煮水喝。雲芝、木蹄、赤芝、茯苓、各類靈芝類各2克，知了0.5克作為輔助配方，每天泡水喝。交替飲用，清肝、排毒。

患者問：我雖然沒有肝炎，可是我最近工作非常累，在外食吃的東西也不乾淨，我真怕自己得肝炎。

張老師答：肝臟是人體最重要的器官，它負責排毒、造血、調節內分泌，負擔非常大。其實對於肝沒有毛病的人，特別是工作勞累、飲食毒素多者，平時都需要注重對肝的護理。下面的茶飲和湯飲，每週都應該喝上幾次。

養肝茶飲：紅棗、枸杞（或加茵陳、太子參）泡茶；魚腥草泡茶喝。

養肝湯飲：枸杞葉或辣椒葉燉排骨，或燉瘦肉、雞蛋；胡蘿蔔、香菇、番茄、山藥燉湯。常飲，會感到排尿通暢、睡眠改善、眼睛乾澀緩解，精力更加充沛。

養好肝，眼自明

民間有一種說法叫「以肝補肝治目病」，意思是說，多吃動物的肝臟可以明目。這種說法是很有道理的。中醫認為，目為肝所主，肝開竅於目，肝藏血，目得血而能視。也就是說，肝氣疏順，眼睛就明亮；肝臟受損，眼睛也會受到牽連。

患有眼病的人，可以用多食動物肝臟的辦法進行調補。通常我調理眼疾，多是從肝入手，肝養好了，眼疾自然就會好轉。那麼，如何調理眼疾呢？大家不妨從以下幾個方面進行嘗試：

首先，要讓眼睛充分地休息。

我快60歲了，平時喜歡看書，但我不用戴老花鏡，眼睛不花，也不近視。很多同齡人都感到很納悶。這可能與我的一個習慣有關吧，我平時會時不時地閉目養神休息一會兒，用個很時髦的詞來說，就是養眼。

現代人長時間上網、看電視、看書、玩遊戲，這些都會損害到眼睛，所以，眼睛感到疲勞時，一定要休息一會兒，眨眨眼，閉目養神，還可以快速地搓熱雙手，用空掌捂住眼睛幾分鐘，能夠舒緩眼部疲勞，增強眼部氣血循環。

其次，多吃清肝明目、調理肝臟的食物。

比如，桑葉枸杞茶、菊花茶。用硫黃熏過的菊花是要不得的，要用天然的菊花。養生茶有滋養肝津的作用，可以常喝；也可以常吃金針、蘋果、番茄、綠豆海帶湯這些具有排毒作用的食物。另外，與電腦為伴的人可以多吃些胡蘿蔔，因為胡蘿蔔中含有眼睛所需要的維生素A。

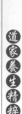

　　最後，肝臟不好的人必須戒煙、戒酒、戒茶，否則，既會傷肝，又會傷眼。

　　俗話說，「眼睛是心靈的窗戶」，一雙明亮迷人的眼睛會給人增色不少，那麼，是不是養好肝，眼睛就一定明亮動人呢？不一定，因為眼睛還與腎臟有著密切的關係，如果長時間使身體處於疲勞狀態，就容易腎虛，腎虛也會造成視力下降。

　　五行中說腎為水，肝為木，而水能養木。所以，我們平時多吃一些滋養腎津的食物，對明目是大有幫助的。

求醫錄

患者問：我最近經常在電腦旁一待就是十幾個小時，感覺眼睛都有些模糊了，而且感覺有時候肝區疼，請問用眼多了會不會傷肝啊？

張老師答：那是肯定的，所以我提醒經常用眼的人一定要注意休息，否則也會得肝病的。平時也可多喝一些清肝排毒茶、養肝茶飲、養肝湯飲。

患者問：我患有夜盲症，該如何調理呢？

張老師答：早在隋朝的《梅師經驗方》中記載，用羊肝以淡醋食之，治療目暗、黃昏不見物。

患者問：我兒子得了紅眼病怎麼辦？

張老師答：用菊花泡茶喝或者把菊花水滴到眼睛裡也可以。

患者問：我最近得了沙眼，總流眼淚怎麼辦？

張老師答：用豬肝150克，胡蘿蔔150克，切碎，煮水，少許佐料調味，一天吃三次，一個禮拜應可以解決。這些東西都和肝有關，肝開竅於目，忌吃韭菜、洋蔥、大蒜、辣椒。另外，可以用桑葉煮水後，用水洗眼睛，一天兩次，兩三天就可見效。

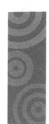

水是最溫和的治病良藥

　　三年前，我接觸了一位換肝的患者，這位患者的妻子以前來我這裡做過調理，比較認可我的調理方法，所以，在她先生換肝之前，想先聽聽我的建議。當時，她先生病得已經很嚴重，又黑又瘦，體重只有46公斤，醫生說，患者必須換肝，否則隨時都有生命危險。

　　綜合她先生的情況，我告訴她，換肝手術是要做的，但換肝之前應該盡最大努力把身體調理好，否則，不用說換肝成功，就是手術臺這關都很難過。在我的指導下，她做了各種湯水來給丈夫調養身體。

　　經過一段時間的調理，她丈夫的身體強壯了一些，可以進行手術了。患者的手術非常成功，但這並不意味著患者能夠徹底康復，因為還要過排斥期這一關。患者每天需要吃大量的抗排斥藥和維生素，妻子擔心長期下去，丈夫的身體會吃不消。所以術後半個月她再次找到我，問我可不可幫助調理一下，以減少服藥量。

　　俗話說，「是藥三分毒」。本來患者的肝臟排毒功能就受到了影響，再吃大量的抗排斥藥、維生素，就是毒上加毒，長期吃肯定不好。經過慎重考慮，我為這位患者制定了一套調理方案。我們道家講「以柔克剛」，我決定從水入手調整患者的脾胃，用脾胃吸收營養來代替維生素，最終使脾胃吸收的營養為身體服務。然後，通過排毒親和調養法，使新肝臟自行造血、排毒。我制定的這個方案可說是三管齊下。

首先，每週泡一次澡，讓他大量出汗（之前他很少出汗），加快體內的排毒速度。其次，每天大量喝養生茶，以增強腸胃運化。最後，根據患者的情況，有針對性地配置了幫助肝臟排毒的排毒茶。

經過精心調理，三個月後，患者擺脫了抗排斥藥。對於換肝的人來說，雖然身體逐漸恢復了，但後期的保養也是至關重要的。我讓他每天早上、中午用馬鈴薯、紅薯、玉米煮粥喝，晚上要有湯飲，少吃大魚大肉、肥膩、刺激的食物，煙酒要戒掉，綠茶不能喝。

經過三年多的調理，現在患者的身體已經全面恢復，體重恢復到70公斤。這個患者之前還有高血壓、糖尿病、痛風，現在各項指標都基本正常了。

醫學界普遍認為，換肝的人很難活過三年，而且必須吃抗排斥藥，像這位患者不吃抗排斥藥活了三年多，很多專家都覺得不可思議。

我認為，所謂的抗排斥藥就是讓新的器官與原來的器官和平相處，不要發生排斥，否則，患者的身體就會吃不消。而我用水來親和身體——通過水（養生茶、各種粥、湯類），讓外來的肝臟和身體達到最佳的和諧狀態。

另外，我的方法還避免了讓肝臟承受過大的負擔，因為只要是藥物就會增加肝臟的負擔，而排毒茶具有很好的協助肝臟排毒，減輕肝臟壓力的作用，可謂是一舉多得。

求醫錄

患者問：我父親全身水腫怎麼辦？

張老師答：水腫的原因很多，可以用生石膏25克、冬瓜皮50克，煎水一天吃兩次，三天可見成效。

第 3 章

遠離胃腸疾病
的煩惱

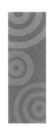 胃腸病：
三分治七分養

《黃帝內經》有言：「胃者五臟六腑之海也，水鼓皆入於胃，五臟六腑，皆稟氣於胃。」意思是說，胃是人體消化的器官，人吃進的食物都要靠胃磨碎、吸收、分解，然後把營養輸送給五臟六腑。

如果胃腸出了問題，對人們健康的影響是非常大的，不是有句話叫「人長壽，胃腸好」嘛！這足以說明胃腸的地位舉足輕重。然而，目前深受胃腸病困擾的患者卻不在少數。據世界衛生組織統計，不同人群的慢性胃腸病發病率高達80％以上，而且慢性胃腸導致的消化、吸收紊亂或障礙，往往還會引發其他疾病，甚至轉為胃腸道惡性腫瘤。

常見的胃腸病有胃炎、胃潰瘍、十二指腸潰瘍、胃鼓脹、胃癌、十二指腸癌等。儘管胃腸病的種類繁多，但其原因不外乎以下幾個方面：

第一，精神過度緊張，《黃帝內經》上說，「思慮過度，脾氣鬱結，久則傷正，運化失常」。

第二，吃得過飽，長期偏食。

第三，常吃寒涼的食物、飲料。

第四，常吃刺激性的、有毒的、腐敗的食物。

胃腸病發病率很高，對人體健康的影響也是多方面的。關於胃腸病的調理，只有一個字——養，從改變生活習慣開始，使之慢慢好轉

起來，任何猛藥、速效藥都不能解決根本問題。下面我跟大家說說調理胃腸病的具體方法：

第一，改變不良飲食習慣，調整心理狀態，放鬆身心，因為人一緊張，壓力一大，胃就會收縮。

第二，給胃留足空間，平時吃飯五成、七成飽就夠了，如果總想吃十成飽，胃早晚會吃壞。

第三，多吃溫性的、利於消化的、幫助代謝的食物，比如山藥湯、豬肚湯（生薑、白胡椒、白果、豬肚），都是很好的養胃食物。

第四，胃喜暖，俗話說「胃要常暖」，胃暖和起來，人才會舒服，平時可以常喝一些黃酒、糯米酒，燙熱了再喝。

第五，如果患有胃腸疾病，可以吃一些具有消炎作用的食物，如魚腥草、蜂蜜、薑、蒜等。

通過上述的調理方法，就可有效減輕胃的負荷。其實不僅是胃，其他器官，如果損耗得多、負荷過重，就容易出問題。

求醫錄

患者問：昨天我睡覺時受了一些寒，今天就感覺胃疼，您有什麼好方法嗎？

張老師答：可以用白米320克，乾薑、鮮薑各30克，煮成粥，每日3次，每次1碗，主治受寒胃疼。

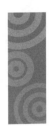

調整生活習慣，遠離胃炎煩惱

七八年前，一位礦山工人找到我，他說自己患胃炎已經十多年了，這十年來吃了不少中藥、西藥，還包括一些民間土方，就是不見好轉，同事們給他起了一個綽號叫「老胃」，不知情的人還以為他姓「魏」呢。這位礦工臉色蠟黃，身體瘦弱，背部有些駝，因為經常胃痛，所以他有一個習慣性的動作——總是捂著胃。

按理說，一般性的胃炎治療了這麼多年，吃了這麼多藥，應該是能夠治好的，他之所以遷延不癒，應該另有隱情。於是，我問他，「你平時有什麼不良的生活習慣嗎？」他嘿嘿一笑，「我也沒啥不好的習慣，就是愛打打麻將，喜歡吃辣椒、喝濃茶。」

「你打麻將的時間有多長，有多喜歡吃辣椒呢？」我繼續追問。

「不上班的時候，我基本都是在麻將桌上度過的，吃辣椒那是每頓必有，否則吃不下飯。」

「那你平時是否有運動呢，比如爬山、散步之類的。」「我們做礦工的，工作已經很辛苦了，不需要運動的。」

經過詢問，我基本瞭解了他的胃病遷延不癒的原因。於是，我告訴他一套調理的方法：

首先，一定要改變不良生活習慣——遠離麻將桌，不吃辣椒，不喝濃茶；飯吃七分飽，少食多餐。

其次，用蜂蜜調水，裡面加一點兒薑，空腹喝，一天三次，蜂蜜能有修補胃壁、消炎的作用；每天喝養生茶，增進脾胃運化；常煲山藥湯喝，一個星期喝兩次豬肚湯（半個豬肚，加上生薑、白胡椒15粒、白果少許）。

最後，飯後半個小時，到空氣新鮮的地方走一走，散散步。

按照我教給他的方法，調理一段時間後，他驚奇地發現胃不痛了，他不解地問我：「你給我的方子沒什麼特別之處，怎麼比我吃藥還管用呢？」我笑著說：「因為你懂得珍惜自己的身體了，善待身體，身體也會對你好，胃自然就不痛了。」

另外，我還告訴他，如果胃再痛，可以用鹽炒熱黑豆、生薑（或者帶殼穀子），用紗布包住，在痛的地方像電熨斗一樣熨，就能緩解疼痛，「拔」出胃中的寒氣。

有付出才有回報，調理疾病也應該如此，只有你善待身體，珍惜身體，身體才不會隱隱作痛，打擾你平靜的生活。

求醫錄

患者問：我家小孩剛3歲，最近噯氣、泛酸，該怎麼調理呢？

張老師答：白蘿蔔500克，蜂蜜150克。將蘿蔔切丁，放入沸水中煮熟撈出，晾曬半日，再入鍋內加蜂蜜，用小火煮沸，調勻，冷卻後裝瓶，每日服3湯匙。適合胃部脹痛、噯氣、泛酸的患兒食用。

調理胃寒，用薑、黃酒和蜂蜜

　　幾個月前，一位朋友到我家裡來作客，我妻子端了一些水果，對他說：「您吃個蘋果。」朋友擺了擺手說：「我不敢吃，一吃胃就疼，現在連綠豆都不敢吃。」

　　朋友的這種情況是典型的胃寒。胃寒的人不能吃冰棒、冷飲，甚至吃一個蘋果胃都會不舒服，會疼痛。對於胃寒的人，我通常會採取以下方法進行調理：

　　第一，用養生茶補充水分（要趁熱喝），以增強運化，補充胃的津液。或者做米湯雞蛋花（家裡煮粥，把上面的米湯單獨拿出來，打一個雞蛋，打散煮開，再加一些薑），趁熱喝，也能補充津液。

　　第二，常喝紅糖薑茶，薑有養胃、暖胃的作用。

　　第三，常用蜂蜜調水喝，有助修復胃壁。

　　第四，如果胃寒的情況比較嚴重，也可用黃酒（客家糯米酒）煮雞蛋來吃，滋養腎氣，保證胃的津液充足，讓胃更加溫暖。

　　按上述方法調理，一般一個多月就會有很好的效果。我介紹的這套調理方法，其核心有兩點：一是補充水分，特別是補充和腸胃親和的水；二是排寒氣、升陽氣、消炎止痛。在這裡面，我主要用到了薑、黃酒和蜂蜜，它們各有其作用：薑能消炎鎮痛，薑、黃酒可祛除寒氣，蜂蜜可修復胃壁和祛除炎症。

　　俗話說，習慣決定健康，調理能在一定程度上緩解胃寒的情況，

但是要想徹底遠離胃寒，還需要建立良好的生活方式，這是根基，否則，再怎麼調理，也會大打折扣。我建議胃寒的人應該從以下方面來調整生活方式：

第一，吃完飯千萬不要馬上投入到工作中去。飯後休息半個小時，然後出去散散步，增加身體氣血運化，避免積食。

第二，飯吃七分飽，給腸胃留三分餘地，還要準時吃飯，晚上不要吃夜宵。

第三，吃的東西要選擇偏暖、偏軟、偏細、容易吸收的食物，像湯水、粥等等，儘量不要給胃增加負擔。待好轉之後，逐步補充一些粗纖維的食物，比如山藥湯、芥菜湯，以促進胃的運化。

第四，放鬆心情，忘卻煩惱，不要讓自己長期處於緊張、忙碌的狀態。

有句古話說：「人無胃氣不治。」意思是說：如果胃患了病，則身體的其他疾病也難以治好了，可見，胃在身體器官中的位置了！

求醫錄

患者問：我胃寒，有時在外面吃些大餐就胃疼，有好方法嗎？

張老師答：白米320克，乾薑、鮮薑各30克，煮成粥後，每日3次，每次1碗，主治受寒胃疼。另外，喝生薑紅糖水也能解決：紅棗、枸杞、生薑、紅糖適量，身體虛弱者可加1～3顆桂圓（血壓高者不加），煮茶，每天早上空腹飲。

患者問：我經常感覺脹氣，有什麼好的調養方法嗎？

張老師答：可以用蘿蔔、山楂燉湯喝，蘿蔔能夠養胃，有的人吃了蘿蔔就放屁，有通腸胃、促運化的作用。

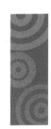胃潰瘍、胃癌調理有方

胃潰瘍、胃癌是由於腸胃疾病長期得不到調理，積勞成疾造成的，這就好比是一架機器，當它出現小故障的時候，你不聞不問，久而久之，小恙變大患，即便是調理，也是亡羊補牢，需要付出的代價要比當初大得多。

早些年的時候，一位30多歲的年輕人，患了胃潰瘍，來找我。我告訴他一些調理的方法，年輕人堅持三個月之後，有了明顯的好轉，非常高興。他說這下又可以隨心所欲了，想吃什麼就吃什麼。

當時，我再三警告他，一定要改變不良的飲食習慣，不然前面的工夫就白費了。年輕人不以為然地說：「我年輕，沒事的。」結果，兩年後，年輕人患上了胃癌，又來找我，十分後悔自己的所做所為。

在說調理方法之前，我先來說胃病的發展過程，通常有三個階段，開始叫胃炎，逐步發展就是胃潰瘍，潰瘍再進一步發展，就可能成了胃癌。

關於調理方法，其實不論是胃潰瘍還是胃癌，其本質都是一樣的，都要靠養。養胃，首先就要改變不良的生活習慣，所不同的是，胃癌患者需要增加一些排除毒素和提升運化的食物。具體來說，方法如下：

首先，要改變生活習慣，不能吃刺激性的、寒涼的食物，多吃稀

軟的流質食品。

其次，建議胃癌患者每星期吃一到兩個甲魚，燉甲魚湯喝。

再次，每天喝養生茶，濃度可以加大，例如1：5的比例。另外，每週喝一至兩次排毒茶，以排除體內毒素。

最後，泡腳和泡澡也是必不可少的調理方法。

胃癌患者一定要去正規醫院進行針對性的治療。除此之外，平時的調理也很重要。最重要的還是要靠自身的功能恢復，正氣上來，運化加快，飯量加大，抵抗力就會增加，身體才會快點好起來。

另外，可以吃點蜂蜜，蜂蜜不僅能養胃，還有消炎作用。同時，山藥湯也是很好的養胃食物。如果是胃潰瘍患者，最好每天吃點薑。胃癌患者、胃潰瘍患者待病情穩定下來之後，可以用陳醋泡大蒜，每天吃七八個大蒜，也有很好的效果。

求醫錄

患者問：我有胃潰瘍，有沒有辦法幫我調理呢？

張老師答：用大蒜泡醋48～72小時後，吃大蒜，有很好的效果。

患者問：如果有胃潰瘍或者十二指腸潰瘍，如何調理？

張老師答：車前子，炒好，碾末，一次4克，一天3次，早中晚飯前吃，忌吃刺激性的食物，效果明顯。

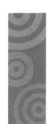護住肚臍，才能遠離腹瀉

　　腹瀉是人體一種常見的排毒反應，是身體自發地把吃壞的東西（毒素）或把體內的寒氣排出體外的過程。人們吃壞了東西，感染了病菌，或者是脾胃受到了寒邪入侵，導致腸胃功能減弱，都會出現腹瀉。

　　一般情況下，針對腹瀉，我很少使用藥物，儘量使用廚房裡的食物、調料作為主打，正所謂「藥食同源」嘛！如果出現腹瀉，可採取以下方法：

　　首先，在腹瀉發生期間不可亂吃東西，記得補充水分。可在白開水中加一點鹽和糖，如果能喝一些米湯，效果會更好。

　　接著就要止瀉，如果家裡有做酒的酒餅，拿一點點和著水吃下去，就有止瀉作用，這主要是利用了其中的酵母成分。另外，還可以用紅糖、生薑、大蒜煮水喝，也能止瀉，它可以幫助收斂。

　　一般的腹瀉採用以上的方法，就能收到很好的效果了。如果是痢疾，情況就嚴重一些。按照西醫的說法，痢疾是因為某些細菌的感染所致。中醫則認為主要是受寒所致。如果拉大便時帶有黏液出來，這說明津液不夠耗損了。

　　拉肚子的時候，多會伴隨著絞痛，或者梗死，患者會感覺非常疼痛。我們可以用一點點生薑，把它搗爛，然後加一點白酒，敷在肚臍

上，具有止痛和祛除寒氣的作用。也可以拿吹風機，對著胃脘這一塊轉圈吹，疼痛的部位要重點吹，吹的時間可以久一些，這個辦法往往會有意想不到的止痛效果。

另外，泡腳也具有升陽、祛寒的效果。如果放屁，這就是身體陽氣升起，祛除胃腸寒氣的表現，是好轉的趨勢。

肚子受寒會引發腹瀉。現在常看到一些女孩子喜歡穿衣服時把肚臍眼露出來，殊不知，肚臍眼是最怕冷的，最容易受到寒邪入侵。肚臍這個位置叫神闕穴，人們在睡覺時一定要把這個地方蓋好，保暖措施做好了，才能遠離腹瀉。

求醫錄

患者問：我家小孩不到2歲，經常腹瀉，有沒有適合孩子的調理方法呢？

張老師答：可以採用揉肚臍的方法：左手放在肚臍上，右手壓在左手上，用力往下壓。沿肚臍左上方揉至右上方，再往下揉至右下方，再揉至左下方，再揉至左上方，如此揉肚臍100次。堅持下去，就會有一定的療效。

患者問：我老是拉肚子，一直都沒有好，有什麼辦法嗎？

張老師答：用綠茶5克，大棗5枚，紅糖適量，煮水，一天吃3次，對久瀉不癒，有很好療效。也可用生薑、紅糖、蒜、蔥白，均量搗爛，用麵粉調開，敷在肚臍上。

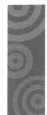

嘔吐，
生薑、蜂蜜來幫忙

上個月，侄女去度蜜月，過程中小夫妻倆都上吐下瀉，回來後就直奔我家。進門之後，侄女一屁股坐在椅子上：「叔叔，趕緊想法子救救我們兩個，我們是一瀉千里呀！」

「嘿嘿，我看你們兩個是好東西吃多了！」我一邊開玩笑，一邊觀察他們的臉色，「你們都吃了什麼東西啊？」

「那裡的海鮮又大又便宜，我們吃了好多，還喝了很多啤酒，真是過癮！」侄女一手捂著肚子，一手比劃著螃蟹有多大，「莫不是酒精中毒吧？」侄女一個冷顫，從椅子上彈了起來。

「我看你是好東西吃多了。」聽他們這麼一說，我就猜出個十之八九。

侄女平時很少吃海鮮，這次旅行去盛產海鮮的海邊城市，為了解饞，一連吃了幾天的海鮮。海鮮雖好，但不能多吃，因為海鮮屬寒，吃多了，胃寒，如果再吃了不新鮮的蝦蟹，情況就更糟了。

在這裡，我特別提醒大家的是，吃海鮮，尤其不能喝啤酒，否則會引發痛風。

找到了病根，剩下的就是對症下藥了。我不慌不忙地從廚房拿來兩個薑片，侄女剛要問我做什麼，一陣噁心，把話又嚥了回去。我趕緊把薑片塞到她嘴巴裡，「這東西有用嗎？」侄女半信半疑地看著

我。我微微一笑。

不一會兒，侄女嘔吐的症狀就得到了一定的緩解，接下來，我用生薑、紅糖、陳皮煮水，讓他們喝了幾大杯，先暖胃，為了見效快又放一些甘草，甘草能夠解百毒，半天後，兩人基本痊癒了。

為了鞏固效果，我又讓他倆泡泡腳，排排汗。排汗有助於祛除體內寒氣，升發陽氣，在排汗的同時，多喝養生茶，到了晚上，兩人又活蹦亂跳了。

臨走的時候，我囑咐他們回去後，把蜂蜜調成水飲用，因為嘔吐造成了胃黏膜的損傷，喝蜂蜜水有助於胃黏膜的修復。如果沒有胃出血的情況，還可以用海帶、綠豆煮水，以幫助排肝毒。

嘔吐是人們日常生活中常見的一種症狀，吃壞了東西會嘔吐，某些疾病也會引發嘔吐，那麼嘔吐是怎樣發生的呢？簡單點說，嘔吐就是人們吃到胃裡的東西不能盛納了，出現了逆反。這個過程一般可分為三個階段，即噁心、乾嘔和嘔吐，但有些嘔吐可無噁心或乾嘔的先兆。

雖然嘔吐會讓人感到很難受，但這是好事，因為它可以幫助人體把胃裡的有害物質排出體外，這是人體的一種防禦反射，有一定的保護作用。不過，需要注意的是，頻繁而劇烈的嘔吐會引起脫水、電解質紊亂等併發症，若情況嚴重，應及時就醫。

可能在大多數人意識裡，嘔吐的問題應該出在胃上，其實不然，肝功能比較弱的人，聞到豬油也會嘔吐，另外，食物中毒也會導致嘔吐。總之，要想止嘔，必先尋其根源，方能藥到病除。

求醫錄

患者問：暈車嘔吐，有什麼好辦法嗎？

張老師答：暈車是人體內在的平衡系統出了問題，按手上的合谷穴（虎口）位置，就可以緩解。另外，容易暈車的人，平時出行別忘了帶一些生薑，想嘔吐可以含一兩片在嘴裡，也能夠降胃氣、止嘔。

腹脹真難受，試試白蘿蔔、山楂

　　腹脹，幾乎人人都會遇到，在各種年齡段，都會出現這種現象。小孩因積食，肚子會板硬，有時青筋都會看得很清楚；大人腹脹一般是頂脹，感覺有東西頂起來，心臟有壓迫感；特別是上了年紀的人，腹脹的情況幾乎天天有，有時吃了飯，肚子就會鼓起來，甚至不吃也會鼓。

　　腹脹也叫鼓脹，這看起來雖不是什麼大病，但它會讓人不舒服，影響人的睡眠，也是身體運化功能低下的一個警報信號。至於為什麼會發生鼓脹，目前醫學還沒有一個定論。

　　有一次，我到一個社區去講課，幾個聽課的老人問我：「我們經常腹脹，有時會特別難受，站著、坐著、躺著都不舒服，你有沒有好辦法，幫我們解決一下呢？」

　　俗話說，「治病不如防病」。在給他們解決腹脹之前，我首先告訴他們引起腹脹的幾個原因：休息不好，心情緊張，工作勞累；吃得過飽，食物不消化，便秘排泄不通暢；運動太少。分析完原因，我告訴他們一些方法，讓他們回去試一試。

　　首先，腹脹期間不能吃得太飽，最好五成飽，吃流質食物，比如粥、湯水。

　　其次，飯後休息20分鐘，慢慢散步。感覺脹的時候，可以以肚臍

為中心，揉腹，順時針36次，逆時針36次。從上往下推36次。

最後，用白蘿蔔、白蘿蔔苗、山楂這三種東西煮水喝，可以加一點冰糖。這個方子對於因消化過程中產生的廢氣、毒素引起的腹脹，作用明顯。通常在食用此方後，很快就會放屁，一放屁，腹脹就能得到緩解。

除了以上介紹調理腹脹的方法外，在平時應注意心理調節、按時作息，因為心情緊張也容易造成腹脹。還有，要控制飲食，多吃一些應季的水果，增加腎的津液。可以常喝我介紹的養生茶，做一些山藥湯，加強脾胃運化，這都是解決腹脹的好方法。另外，經常腹脹的人應該注意預防便秘，因為腹脹與便秘是密不可分的。

求醫錄

患者問：出現便秘該怎麼辦？

張老師答：可以每天早上用香蕉蘸蜂蜜吃，平時注意休息，幾天就能夠緩解。

患者問：我兒子一歲多，消化不良，肚子鼓脹，怎麼辦？

張老師答：可用雞內金（雞胃囊外面的包皮）200克，乾炒至焦黃，碾成末，存好。一次3～5克，一天一次，沖白糖水喝，或煮粥給小孩吃。

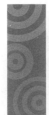

結腸炎
的自然療法

　　前兩天，接到一個朋友的電話，說是在我的幫助下，調理好了多年不癒的結腸炎，這次是專門打電話感謝我。

　　我的這位朋友大概是在三年前來我這裡做調理的，當時他為了治療這病，沒少花錢受罪，打針吃藥不計其數，可就是不見好轉，問我有沒有妙招讓他「起死回生」。我給他提出了四點建議：

　　第一，洗心革面、重新做人，徹底改變不良習慣。因為他是個麻將迷，整天沒日沒夜地打麻將，我嚴肅警告他，一定要遠離麻將桌，不然神仙也幫不了你。

　　第二，放鬆身心，工作多忙，多累，都不能給自己施加太大的壓力，一定要心平氣和地對待工作，對待生活。

　　第三，每天早晚散步兩次。（後來據說，他為了給自己的散步增添些情趣，還專門養了一條小狗，每天早上六點到六點半、晚上七點到八點出去遛狗。）

　　第四，每天用蜂蜜調水喝，常吃蓮子銀耳湯，還要常喝些甘蔗水。

　　當我把這個調理方法告訴他的時候，他還將信將疑，他說這是什麼調理方法呀，沒有實質的東西。我解釋說，無論是什麼病，首先就要把基礎工作做好，改掉壞習慣，病就好了一半。這在道家叫「無為而治」。不需要吃藥，只要生活方式改變到自然的軌跡上來，用最簡

單的食物調理，病就會自然好。

這次他打電話過來，非常興奮地說：「沒想到，聽了你的話，還真管用，吃了不到四個月，困擾我多年的結腸炎、大便乾結、便秘、腹脹就不見了蹤影，這兩年都沒有吃藥了，病早好了！」

其實，這是我意料之中的事情，他心情放鬆了，運動增多了，排汗增加了，久坐（打麻將）的時間少了，又用蜂蜜滋潤了腸道，銀耳湯幫助生津，自然不用藥，就可以讓身體回到正常軌道上來了。

不僅是結腸炎，任何一種慢性病的發生都與人們不健康的生活方式、飲食方式、心理狀態有關。有人說：「把吃出來的病吃回去。」而我要說：「吃出病了，你首先要做到不吃了！」佛家中講：「有因必有果」，你既然種下了因，早晚有一天，果是要發生的。

調理慢性病，就像修理漏水的房子，不先找到漏水的根源，關閉開關，就忙著清理，那是徒然的。只有把漏水的根源堵住了，再慢慢疏通管道，才能順暢。

求醫錄

患者問：蓮子銀耳湯要怎麼做呢？

張老師答：用銀耳（白木耳）、蓮子（帶芯）、枸杞、幾顆去核的紅棗，放在一起煮，起鍋前加冰糖，或起鍋後加蜂蜜，即可。

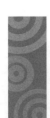

生痔瘡，
辣椒炒田螺有奇效

　　痔瘡有內痔和外痔之分。痔瘡的產生與人的飲食習慣有直接關係，它是胃的運化失常，體現在人體排泄的最末端——肛門部位，痔瘡嚴重時還會伴有脫肛。

　　有一對夫婦來找我，一見面，丈夫就著急地說：「張老師，您幫我們看看吧，我們兩口子都有痔瘡，一到早上，我們就搶廁所。」

　　我笑了笑說：「世間有『夫妻相』，還有『夫妻病』！你們都得痔瘡，那說明你們夫妻感情好，有福同享、有難同當。」這句話，看著是句玩笑，實則是大實話。因為夫妻飲食生活習慣相同，所以很容易同時患上痔瘡。

　　「那你們平時都喜歡吃些什麼？」我接著瞭解情況。

　　「我愛吃川菜，做飯時喜歡放些辣椒。前幾天，我感覺肛門奇癢難忍，用小鏡子一照，發現肛門口有個小肉瘤。沒過多久，丈夫也有了痔瘡，而且大便出血。」妻子趕緊接話。

　　「這病實在太痛苦了，每次上廁所，都跟上刑場一樣，去醫院看，醫生給開了一些消炎藥，還打了針，可就是不見效，您有偏方沒有啊？」不等我說話，丈夫又趕緊過來插話。

　　「偏方說不上。不過，我可以教你們幾個簡單的調理方法，回去試一試。

首先，調理的這段時間要忌口，各種辛辣刺激、肥膩的，比如辣椒，牛、羊肉都不能吃。平時還要注意休息，不能太勞累。

其次，每天必須把肛門周邊清洗乾淨，不能有宿便。

第三，兩個人互相監督，每天早上用一些蜂蜜和陳醋調水喝。

第四，每天出門前，用純正的芝麻油在肛門周邊擦一擦，保證肛門的潤滑。

最後，從明天開始，吃一個禮拜的田螺，用生薑、大蒜、辣椒炒田螺。」

聽完我的方子，兩人面面相覷，「您說的這幾個方面我們都能做到，就是最後一點我不明白。這生痔瘡還能吃辣椒炒田螺？是以毒攻毒嗎？」

不僅是這對夫婦，很多人都會對我這個辣椒爆炒田螺心存疑問。我給大家解釋一下。炒田螺放生薑，是幫助腸胃的運化和消炎；田螺能生津，可以調理肺氣的肅降功能，提升肛門的收攝力。

這對夫婦按照我說的方子，堅持四天後，打來電話，說痔瘡的部位不痛了，也不便血了。我囑咐他們再堅持幾天，同時，要堅持長期忌口，才能使痔瘡的患部逐步減小。

民間有句話叫「十男九痔」，其實不只是男人，女人得痔瘡也很普遍。因為這種病常見，所以，很多人對它掉以輕心。殊不知，久拖不僅會加重病情，增加治療難度，還會引發更嚴重的後果。

尤其是老年人，痔瘡會導致排便困難。排便時腹壁肌肉因此強力收縮，腹內壓增高，致使血壓升高，老年人腦動脈硬化者可導致腦出血，因此，痔瘡雖小，卻大意不得。

按中醫理論來分析，痔瘡多是因為人的肺氣肅降功能有問題，引起氣血下墜，導致肛門的收攝不住。另外，與腎氣虛弱也有關係。平

時可以喝點葡萄酒，各類應季的水果要多吃，以滋養腎津，還要注意避免虛耗，以固住腎氣。

求醫錄

患者問：是不是患上了痔瘡，吃辣椒炒田螺就可以了？

張老師答：不是的，這是一般的調理方法，如果嚴重的話，需要及時就醫。

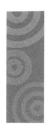

香油炒小白菜，幫忙解決便秘煩惱

一天，一位女士來找我。她非常苦惱地告訴我，她一周才大便一次，而且每次排便都無比痛苦，排的量不多，且乾結，像羊屎似的，一粒一粒的，這種情況已經持續了很多年。雖經過多方治療，吃過很多藥，但情況一直沒有好轉。她抱著最後一絲希望找到我，希望我能幫幫她。

這位女士只有30歲，但看上去卻比實際年齡大很多，臉上有很多黑斑，一對熊貓眼，精神狀態也很糟糕。以前，我也接觸過類似的患者，說實話，便秘這種小毛病，看似不嚴重，但它對身體的危害是多方面的，並不是表面排便困難那麼簡單。結合她的具體情況，我給她推薦一些簡單的調理方法：

俗話說，好習慣決定健康，欲調理，首先就要從改變不良習慣做起，養成良好的生活習慣。我建議她每天早上喝一杯蜂蜜水，或者將陳醋和蜂蜜拌在一起調水喝。

其次，我讓她用香油炒小白菜，多放一點香油，每天都要吃。還要經常吃一種涼拌菜：香菜、白木耳、黑木耳，加點香油、陳醋，涼拌。這兩個方子有很好的通便效果。

最後，多吃應季的水果補充津液，多吃香蕉，多喝甘蔗水。為了鞏固療效，我還教她做養生茶，來增進脾胃運化。

一個月以後，這位女士打來電話，她高興地告訴我，她的便秘問題解決了，現在再也不害怕去廁所了，而且她還收穫了一份意外的驚喜，皮膚上的黑斑不見了，人變漂亮了。其實，這是順理成章的事情。大便通暢了，身體裡堆積的垃圾沒有了，體內毒素排出去了，黑斑當然就不見了。

　　好了之後，我讓她鞏固效果，平時要多吃水果，如甘蔗、香蕉等，增加腎的津液；多喝養生茶、山藥湯，增強運化。休息好、氣血充盈、氣血通暢、津液有餘了，便秘的問題就不會再出現。

　　另外，我還告訴她，平時吃一些讓肺氣滋潤的食物，比如蓮子銀耳羹。中醫認為，肺和大腸相表裡，我們可以通俗地理解，這是一對患難兄弟，往往是一方有難，就會殃及另一方。

　　在這裡，我想特別提醒大家一點，遇到便秘，千萬不要用麻黃、大黃一類的藥物去通便，這些都是大瀉的藥物，很容易傷害身體，甚至出現危險——一旦肺氣收攝不了，肛門就可能不能收縮。所以，最好還是選用食物調理。

求醫錄

　　患者問：我經常便秘，有沒有好一些的解決方法？

　　張老師答：用蜂蜜和陳醋來調水喝，一勺陳醋即可，蜂蜜隨意。早上空腹，最好七點左右喝。平時吃些山藥湯，增強腸胃運化，問題很快就能解決。

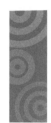便血的食物調理方：蜂蜜、柿子、田螺

便血是一種常見病，吃壞了東西，休息不好，腸胃有炎症，或者患上直腸癌，都可能引起便血，總之，便血的原因有很多。如果是經常性的、不明原因的便血，就應該立即到醫院做個化驗，查明原因，對症治療。

幾年前，一位鄭先生急急忙忙來找我。鄭先生不僅經常便血，而且還有痔瘡。通常這種情況應該與不良生活習慣有關，於是，我問他平時有什麼愛好，比如喜歡吃什麼東西。

鄭先生說他喜歡吃辣，辣椒炒肉、辣椒炒雞蛋、辣椒油拌飯，只要是與辣椒有關的食物他都喜歡吃，沒有辣椒就吃不下飯。由此，我判斷他的便血應該與他的不良嗜好有關。結合他的情況，我給他提供了一些調理方法：

首先，每天用蜂蜜調水喝，早、中、晚各一次。

其次，黑木耳10克，柿餅2個，用水煮，煮爛後吃柿餅喝水。

一般情況下，患者在用過以上的方法後，三到五天就可以止血。我告訴他，便血止住之後，再用下面的方法治療痔瘡：薑、辣椒、大蒜炒田螺（性極寒），連續吃兩天，用於治療痔瘡。

在調理九天後，他特意來向我道謝：「張老師，真是太感謝你了，你提供的這幾個方子，真有用啊！我每天早中晚喝蜂蜜水，再吃

木耳柿餅，連用了五天，大便一點血都沒有了。第六天，我開始炒田螺，吃了三天，痔瘡也不痛了。」

另外，我還告訴他，如果以後大便時痔瘡還痛，就在肛門處擦一點芝麻油。為了鞏固療效，我勸他戒酒，多吃一些水果生津液，注意休息，不可過度勞累。

我之所以會採取以上方法調理便血，這與便血的產生原因是分不開的，一般性的便血主要有幾個原因：肺氣肅降不好；大便不通暢，偏硬；津液不夠，虛火所致。我用黑木耳和柿餅，可以固腎氣生津液；腸道有炎症，蜂蜜可以解炎症；痔瘡是因燥熱所致，田螺是寒性食物，具有生津液的作用。

求醫錄

患者問：我大便時偶爾會便血，但不痛不癢，是不是不會對身體有危害呢？

張老師答：不是的，先不說便血是什麼病引起的，就單說便血，時間長了，容易使體內丟失大量的鐵，引起缺鐵性貧血。且便血的原因很多，可能是某些嚴重的疾病引發，這種情況應該到醫院檢查一下。

食道癌患者的日常調理方

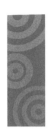

　　我在山裡的時候，經常走幾十里的山路去採藥。一次路過一個偏僻的村莊，到一農戶家裡討水喝。這家主人非常熱情，在與我聊天的過程中，我發現這個人說話的聲音嘶啞，氣色也很差。我猜測此人應該患有重病，就問旁邊的老婆婆。她長歎了一口氣：「唉，命苦啊，我們家這個死鬼，命不好，得了癌症，人家說沒得治了，等死了！」

　　原來，這個農戶家的男主人患上了食道癌，醫院說是到了中晚期。這家人窮，聽醫院裡說治病要花好多錢，而且即使治療，也只能多活幾個月，索性就回家了。這位老婆婆說，他老伴現在吃飯的時候很痛苦，吞嚥的時候會有疼痛感，吃不了硬飯，平時喝一些粥、米糊之類。

　　「那你知道你老伴怎麼患的這個病的嗎？」任何疾病的發生都應該有一定的根源，這個男人也不例外。「我想可能跟他年輕時不注意身體有關，他年輕的時候常在山裡面砍柴、砍樹，每次上山，就帶幾個饅頭，渴了就喝口泉水。那時他經常胃痛，就一直忍著，疼得厲害了，就到鄉里醫務所拿些止痛藥吃。拖到現在，歲數大了，一檢查竟然是癌症。」

　　聽老婆婆講完，我非常同情他們的遭遇，決定幫幫他們。我告訴他們：「癌症是個慢性病，這種病多活三五年沒問題，有的拖個十年

二十年的也有。如果願意，你們可以按照我給你們的方子調理。」在得到他們肯定的回答後，我給他們寫了幾組調理方：

第一，排毒茶。我發現，他們村子邊上有很多的白花蛇舌草、魚腥草，家裡都種著冬瓜，所以就讓他們取均量新鮮的白花蛇舌草、冬瓜皮、茅根、魚腥草，每天煮水喝。

第二，道家養生茶。用糙米、黑米、大麥、枸杞做成養生茶，做得濃一些（正常米和水的比例1：8，嚴重的時候可以將比例調為1：5），每天當茶大量喝。

第三，喝蜂蜜和蜂王漿。蜂王漿一個星期最少喝一次，蜂蜜要每天喝，無論是喝蜂王漿，還是蜂蜜，都加一些薑汁，用溫水調開後，早上空腹喝。

第四，一定要吃新鮮的食物，不要吃剩菜。鹹菜、醃肉、茶、酒、牛肉、羊肉、鴨肉、鵝肉、海鮮堅決不能吃，也不能喝生冷的水。

第五，平時要注意休息，按時作息，不能太勞累，每天晚飯後休息半個小時，再散散步。

大概又過了七八年，一次，我有機會再次路過這個村子，又遇到了那位老婆婆，她告訴我，老伴上半年去世了。她說，老伴按照我的方法，開始堅持得很好，五六年以後，身體恢復得差不多了，就不太注意了，生活習慣又回到以前的樣子，開始抽煙喝酒，結果因病情加重去世了。

人總是好了傷疤忘了疼，生病的時候，對自己所做的事追悔莫及，可是等病好了，又開始我行我素，最終導致一命嗚呼，可悲呀！尤其是對癌症患者來說，調理應該是一輩子的事情。一個人對疾病的重視程度，決定身體向好或壞的方向發展。

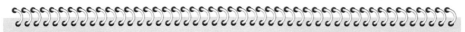

求醫錄

　　患者問：請問胃癌患者可以用以上的方法調理嗎？

　　張老師答：胃癌患者可試試醋泡大蒜調理法，用大蒜泡在醋中48～72小時，每天吃七八顆，很多胃癌初期、中期的患者，吃了這個效果都很好；或是雞內金調理法，用雞內金（曬乾）、薏米，以3：7的比例，磨成粉，每天早中晚，調水沖服。對各種癌症都有幫助。

第 4 章

保護好「嬌嫩」的器官——肺

肺需要呵護： 新鮮空氣，潤肺食物

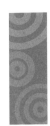

　　中醫稱肺為「華蓋」。我們可以用個形象的比喻來說明肺的作用，它就好比是一把雨傘，為五臟六腑擋風遮雨。由於位置特殊，所以很容易受內外因素損害，是人體最「嬌嫩」的器官。好多傳染性疾病，首先侵犯的就是肺，比如前幾年流行的SARS、禽流感等。

　　近年來，肺病的發病率居高不下，其原因主要有以下幾點：

　　第一，汽車廢氣、煙塵、工業污染，使城市的空氣品質下滑，骯髒的空氣嚴重傷害肺臟的健康。

　　第二，吸煙人群有增無減。吸煙不僅危害自己的身體，也會對他人造成傷害。吸煙是慢性支氣管炎、肺氣腫和慢性氣道阻塞的主要誘因之一。

　　第三，不良的飲食方式。有些人喜歡吃過甜、過膩、過油的食物，這些食物會造成體液黏著，痰濕淤毒從肺部排出來的時候，就會出現咳嗽、排痰、哮喘等症狀。

　　第四，腎臟耗損過大。腎臟能夠為肺提供津液和能量，腎元耗損、身體過度疲勞，首先就會表現在肺上，出現排痰增多、咳嗽、哮喘等症狀。

　　肺是人體的嬌臟，是人體最易失守的一道防線。延長壽命的關鍵就是護肺。肺的養護可以從以下幾個方面入手：

第一，改變生活環境，避開污濁的環境，或做好防護措施，養成快吸慢吐的呼吸習慣，加大肺活量，學會調息。

第二，每週兩次用豬肺、花生、黃豆煲心肺湯喝，以滋潤肺部。

第三，定期喝豬血湯，放一些花椒。

第四，經常用白木耳、蓮子（帶芯）、花生米做羹吃，多喝一些山藥湯，以增加脾胃運化；應季的水果打汁飲用，來滋養腎氣。

最後，多到山邊、河邊、森林等氧氣充足、負離子多的地方走一走，做一做深呼吸，使肺部充分地舒展。

另外，按照中醫的說法，肺在五臟中屬金，金生水（腎屬水），土（脾屬土）生金，所以，保養肺臟應養好脾胃、扶固腎氣。

求醫錄

患者問：百合蒸雞蛋怎麼做比較好呢？

張老師答：用鮮百合一個，切碎，加雞蛋一個或兩個，絞碎拌勻，加入少量水，加一些薑汁，隔水蒸，可參照雞蛋羹的做法。對潤肺、止咳有奇效。

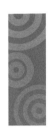

調理肺病
要扶正固本

　　肺乃嬌臟，天氣變化、大氣污染、不良的生活習慣，都會導致肺病發生，在這一節，我將詳細地跟大家說一說肺炎、哮喘、肺氣腫的調理。

1. 肺炎、哮喘的飲食方

　　我的一個朋友患哮喘已經多年了，最近天氣變化，又染上了肺炎，這讓本來就比較嬌嫩的肺臟，更加吃不消了。一天，朋友找到我，請我幫忙給他調理一下，於是，我給了他一些飲食方子，讓他試一試。

　　首先，每天喝蜂王漿、蓮子羹，選用的蓮子必須帶芯的，起鍋時可以用冰糖或蜂蜜來調配。

　　其次，每週喝兩次用豬肺、花生、黃豆煲的「心肺湯」。

　　再次，冬瓜破開兩半，把500克泥鰍處理好後（最好帶血）放入冬瓜，把瓜合在一起，蒸三四個小時。可用來滋養腎氣，滋陰效果明顯。

　　最後，經常用枇杷葉煮水喝。

2. 調理肺氣腫，潤肺養腎是關鍵

　　肺氣腫是老年人的常見病，病人只要一動，就會氣喘吁吁。在中

醫中，肺氣腫是喘症的一種。肺氣腫的病人多伴有多年的慢性支氣管炎、哮喘、咳嗽、咯痰等症狀。肺氣腫的調理，我一般採用的方法是潤肺、養腎。

調理肺氣腫可常吃百合雞蛋。用百合、雞蛋、薑汁，隔水蒸。如果肺有問題，有的人吃了會不舒服，這是觸及病根的自然反應，也叫好轉反應。

還有，蘿蔔切成丁，放入純蜂蜜（必須是原汁蜂蜜），浸沒，待蘿蔔蔫了，丟棄蘿蔔，用蜂蜜調水喝，能促進嘔痰、排痰。

最後，每天飲用養生茶、排毒茶。養生茶可以幫助運化、滋潤肺部，扶固腎氣；排毒茶能夠清理體液中的垃圾。

特別提醒大家一句，有病要早治，莫養成大患。如果肺炎、肺氣腫、哮喘沒有得到有效的治療，拖延下去，就可能加重、惡化，甚至轉為肺癌。

求醫錄

患者問：我是一個哮喘病人，請問像我這樣的病人能吃辛辣食物嗎？我平時特別喜歡吃辣，還喜歡吃一些油炸食品。

張老師答：不可以，應該忌辛辣油膩的食物。肺病屬於急性熱病，辛辣的食物更容易化熱傷津，使病情加重。油膩的食物也會生內熱，使肺氣受阻。

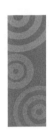

肺病的調理，首先要從脾胃入手

中醫看病最大的特點就是追本溯源，所以，不懂中醫的人是很難理解肺病為何需調理脾胃的。

前兩年，我在深圳的《大家講壇》講課，有個中年人問我：「我得過肺結核，吃了多年的藥，結果肺結核沒治好，肝、腎卻不行了，連做男人的尊嚴都沒有了。這是為什麼呢？」

我解釋說：「藥物能治病，也能致病。長期服用治療肺結核的藥物，會影響肝、腎的排毒，肝、腎功能下降，自然會影響到夫妻性生活的和諧。」

後來，這個中年人來找我，跟我詳細講述了他患病的一些情況。他41歲，10年前患上了肺結核，吃了10年的藥，結果是越吃藥身體越差。我一邊聽他敘述，一邊仔細打量他：非常清瘦，面色黑黃，背微駝，無精打采的，看上去要比實際年齡大很多。

中年人是家庭的頂樑柱，這樣病懨懨的，不僅要承受身體上的病痛，心理壓力也是非常大的。通過和他溝通，我建議他採用道家的自然調理法。這個方法簡單實用，也很經濟實惠。

第一，蘿蔔蜂蜜。每天早上用蜂蜜和白蘿蔔（150～200克）泡水喝。白蘿蔔切丁，用蜂蜜浸泡一個半小時，把白蘿蔔丟棄，用蜂蜜泡溫開水，每天早上空腹服一次，中午、晚上各服一次。待病症減輕後，早上服一次即可。有助於促進肺部排痰。

第二，**蓮子銀耳羹**。用蓮子、銀耳、黑木耳、枸杞燉羹，起鍋時加蜂蜜或者冰糖，每天吃一次。

第三，**服用養生茶**，用來調理脾胃。

他按照我的方法調理了不到一個月，又來找我，激動地握著我的手：「張老師，我發現精神好多了，還找回了做男人的尊嚴！」我告訴他，這是腎氣起來了，說明身體正在逐步好轉。我告訴他，雖然已經有了效果，但切不可半途而廢，一定要堅持下去，要多喝水，多吃應季的水果，生津液，因為肺喜潤惡燥；千萬不要讓空調對著吹，因為肺屬嬌臟，最容易受損；要經常泡腳；適量運動，每天順著河邊散步1公里。

按照中醫的說法，肺是嬌臟，很容易生病，而且還常常是大問題，肺結核就是其中之一。最要命的是，肺結核很難徹底治癒，調理不好很容易復發。

另外，肺生病了，還會牽扯無辜，因為五臟是相生相剋的，土（脾）生金（肺），脾胃不好，會影響肺；金生水（腎），肺不好又造成腎水不足，對腎功能造成影響。

因此，肺結核的調理首先要從脾胃入手，這是根本，恢復了脾胃的運化功能，再配合蘿蔔蜂蜜促進排痰，蓮子銀耳滋潤肺部，用水果汁滋養腎，再加上適量運動，即可逐步恢復身體機能。

求醫錄

患者問：感冒過敏引起的乾咳，老是好不了，怎麼辦？

張老師答：芝麻、木耳各10克搗爛，冰糖適量，沖開水喝，早上空腹吃，3天就可治癒。注意，忌食魚腥、過鹹的食物。

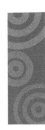 咳嗽
也是在排毒

人們幾乎都認為，咳嗽不是個「好事」，其實這是一種誤解。咳嗽是保護呼吸器官的一種生理反應，它可以把身體裡的髒東西排出來，可以說，咳嗽也是一種不錯的排毒方式。

在中醫裡，非常重視「痰濕」這個概念。可能多數人認為，人只有咳嗽了，才會產生痰。其實不然，痰本身就存在人的身體中，稱之為痰濕之毒。如果不將它排出來，就會在身體中沉澱下來，久而久之，發展為疾病。

有一位張女士在我這裡做調理時，閒聊之中，談起她的婆婆。她的婆婆前一年因肺癌去世了，可是令她納悶的是，婆婆從不抽煙，居住的環境也沒有什麼污染，為什麼會患上肺癌呢？詳細詢問之後，發現她的婆婆有一個愛好，就是喜歡吃煎炸食物，煎炸的食物在身體裡很容易形成痰濕之毒，這應該是導致她患上肺癌的重要原因。

偶爾咳嗽一會兒，排排痰，對身體是有好處的。我的一位朋友喝了一周的猴兒玉液，一周後，這個朋友問我：「老師，你這個猴兒玉液好奇怪，喝一杯，幾分鐘就感覺嗓子裡有痰，有些難受，不喝就沒事。」

我解釋說：「這說明你身體裡有很多痰濕，猴兒玉液幫你升陽的同時，把痰濕排了出來，這對身體的恢復是有幫助的。」我的這個朋

友原先患有嚴重的濕疹，又繼續喝了幾周，痰排淨了，濕疹也好了。

有時候我們會發現嗓子裡有痰，很不容易排出來，那該怎麼辦呢？我們可以請食物來幫忙，比如下面的方子，就很管用。

第一，多吃滋潤、生津、加快排泄運化的食物，比如，用蓮子（帶芯）、花生、枸杞煲湯煮水喝。

第二，用蘿蔔蜂蜜（蘿蔔切丁，泡在純蜂蜜中半小時，然後丟棄蘿蔔，用剩下的蜂蜜調水喝）也能夠促使排痰。

第三，咳嗽比較屬害的話，可以用百合、薑汁加雞蛋，做雞蛋羹吃，具有止咳的作用。

排痰看似與肺有關，其實這只是一個方面，很大程度上與腎氣、心肺之氣直接關聯。腎氣充盈，就能促進排痰。剛才我介紹的排痰食療方法，在補足腎津的同時，還能增加肺的宣洩，對於排痰有很大的幫助。

求醫錄

患者問：我家小孩一到秋天就容易咳嗽，有沒有什麼辦法可以調理呢？

張老師答：可以做秋梨冰心飲給孩子食用，將梨從齊頸處切開，去核，放入冰糖10克，蓋好，放入小碗內隔水蒸1小時，連皮連水吃完。每天2次，連服3天。

久咳不癒，
根源是腎氣不足

　　有些人常年受咳嗽、哮喘的侵擾，每次發病，吃點止咳藥，就有點效果，但用不了多久，煩惱又來了。這說明問題不在肺上，而是在腎上，腎經虛弱也會久咳不癒。只有在潤肺的同時，扶住腎氣，才能養好病。

　　說到咳嗽、哮喘，大多數人會想當然的認為是肺出了問題，其實不然。我有一次到深圳講課，一位老伯，姓林，60歲出頭，他問我，「我怎麼老咳啊，都咳了幾年了，吃什麼止咳藥都無濟於事。」

　　我仔細觀察這位老伯的面部，發現他臉色偏黑，耳朵發乾，耳朵上的皺紋明顯，頭髮乾枯，很顯然，這是腎氣虛弱的表象。

　　於是，我對他說：「林伯伯，你雖然表現出來的是肺部症狀，但根源在腎。你細細想一想，是否還有其他症狀，比如腰疼、失眠、耳鳴。」林伯伯想了一會兒，告訴我：「哎呀，是啊，我天天都腰痛，睡眠不好，有時還有耳鳴。」

　　這說明林老伯的腎確實很虛弱，要解決咳嗽的問題，就必須先調好腎，腎調好了，咳嗽的問題也就隨之解決了。於是，課堂上，我就告訴了他一套調理方法：

　　第一，每天早上用白蘿蔔切成丁，泡在蜂蜜裡半個小時左右，蘿蔔發蔫即可，然後倒掉蘿蔔，用剩下的蜂蜜調水喝，每天早中晚各喝

一次，連喝21天，具有排痰的作用。

第二，每週燉一隻雞吃，放些黨參、黃芪、枸杞、紅棗，連吃八次。

第三，每天喝一點黃酒，要燙熱再喝，以增加身體運化，促進腎氣升騰。

第四，每天空掌拍拍腰腎，或者用雙掌快速搓腰，把腎搓熱，用以固腎。

另外，我特別囑咐他，在調理期間，絕對不能有房事，要固住自己的腎氣。

半個月後，我接到林伯伯的電話，他挺高興：「你給我的方法管用，咳嗽的症狀明顯減輕了。」爾後，我讓他每天用百合（最好是新鮮百合，乾品也可以），加上雞蛋、一點薑汁蒸著吃，一天一次。

又過了半個月，林伯伯再次給我打來電話，他告訴我：「我一點兒都不咳了，真沒想到，五年的咳嗽，一個月就調理好了。」

我告訴林伯伯的這個方子，其根本就是調理腎、強腎，通過雞湯、黃酒、拍腎把腎氣扶起來，要求他禁欲三四個月的目的在於固住腎氣，再通過蘿蔔蜂蜜排痰，最後用百合雞蛋幫他潤肺。

通過這個案例，我想告訴大家的是，「腎氣足百病除」，大多數長期咳嗽不完全是肺的問題，根源是腎氣虛弱，腎津不足所致。

求醫錄

　　患者問：長期哮喘是不是也與腎氣虛弱有關呢？

　　張老師答：是的，哮喘和咳嗽一樣，並且哮喘往往是肺氣、腎氣更弱的表現。

　　患者問：風寒咳嗽、虛寒久咳，該怎麼辦？

　　張老師答：把新鮮生薑切3～5片，不要過厚，加適量核桃和紅糖拌勻，分3次服下，止咳效果明顯。另外，大蒜數瓣搗爛，加冰糖或白糖（紅糖忌用）適量，用沸水沖泡，溫服，可以止咳化痰，對各種原因引起的咳嗽，如小兒百日咳、老人痰咳、傷風咳、肺癆等均有療效。

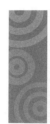

肺癌的調理從脾胃入手

　　肺癌的調理，不能單一化，不應該僅從清肺潤肺入手，而應該進行綜合調理，以增強體質為根本，首先就要調理好脾胃。只有脾胃的消化吸收功能增強了，才有戰勝病魔的能量。

　　中醫講，「你原來得過什麼病，傷害到哪裡，將來還有可能傷害到哪裡。」比如，有些人小時候容易因感冒引發肺炎，如果治療不及時、不徹底，很容易在下次感冒時再次引發肺炎，長大後，就應該注意肺部保健。

　　提到癌症，很多人會大驚失色，因為在多數人眼裡，癌症就等於死亡。其實，癌症並不像大家想像的那樣糟糕。癌症是人體的最後一道防線，從某種程度上說也算好事，西方醫學家認為，腫瘤是血液的篩檢程式、淨化器，如果沒有腫瘤，患者就會因壞血病迅速死亡。

　　關於癌症的調理，我認為不能單一化，而應該進行多方面、綜合性的調理，肺癌的調理同樣如此。調理肺癌，我通常以滋潤脾胃、升陽、提升機體的自然免疫力為主。在五行中，肺屬金，土生金，所以，肺癌的調理首先從脾胃入手，脾胃吸收好了，運化能量有了，陽氣升騰上來了，肺部的修復能力就會增強。

　　我曾接觸過這樣一位患者：50多歲的中年男性，小時候患過肺炎，青年時患過肺氣腫，吸煙成性，有幾十年的吸煙史。一年秋天，

他發現咯血，並伴有背部疼痛，經醫院檢查，確診為肺癌晚期。他找我來做調理，我囑咐他一定要接受醫院的正規治療，然後配合調理，增強體質，延長壽命。當時我給了他幾條建議：

第一，改變生活習慣。充分休息，禁煙，遠離空氣骯髒的環境，平時多到山邊、河邊、森林等氧氣充足、負離子多的地方走一走。

第二，蘿蔔切成丁，放入純蜂蜜（需原汁蜂蜜），淹沒，待蘿蔔蔫了，丟棄蘿蔔，剩下的蜂蜜調水喝，一天三次，促進肺部排痰。

第三，用銀耳、杏仁、蓮子、枸杞、冰糖、花生米每天燉湯喝，杏仁能止咳，花生米能幫助肺部宣洩、肅降。

第四，每天大量喝養生茶、排毒茶，養生茶可幫助脾胃運化、滋潤肺、扶固腎氣；排毒茶能清理體液中的垃圾。

第五，最好全素飲食，肉食儘量不吃，特別是牛、羊、魚、鵝肉更不能吃。

另外，我還特別提醒肺癌患者，堅決不能再過性生活。因為肺肅降功能缺失，無法控制腎的收斂，陽氣很容易升騰，從而導致病情惡化。

至今這位患者已經帶病生活三年了，病情基本得到控制，生活品質也大大提高了。

求醫錄

患者問：肺癌患者多吃哪些食物有利於病情的恢復呢？

張老師答：平時可多吃富含維生素A、維生素C及清肺潤肺的食物，如胡蘿蔔、葡萄、百合、慈姑、炒杏仁、白果、核桃仁、蘆筍、羅漢果、枇杷、梨等。

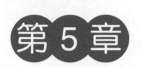

第 5 章

腎臟健康，
則身體強壯

健康長壽，
關鍵在固住腎元

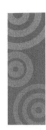

《黃帝內經》中提出：「腎者，封藏之本。精之處也。」「人始生，先成精。」「夫精者，身之本也。」打個比方說，腎就好比是樹之根，只有本固，才能枝繁葉茂。

中醫認為，腎乃先天之本，生命之根，固住腎元保住命，這說明腎對維持身體健康是非常重要的，那麼，腎對身體有哪些作用呢？

首先，腎是存儲先天元氣的地方，先天元氣我們叫做腎元，腎元是生命之本。先天元氣虛弱，人就容易生病，而且壽命多不長。

其次，腎有解毒功能，它能把血液中的毒素分解，然後以尿液的形式排出體外。（其實五臟中每一個器官都有解毒功能，只不過各自在運化的不同階段產生不同作用。）

再次，腎有平衡人體酸鹼度等作用。腎是臟腑中工作負荷最重的器官之一，身體的任何部位出現問題，腎都會敏感地覺察到。

如今，腎病的發病率逐年上升，其最主要的原因就是過度透支先天元氣，造成腎元不足，從而疾病纏身。先天元氣，從人出生那刻就已經成為定數，耗完了，生命也就結束了，沒有靈丹妙藥能夠補回來。

現在人們的生活水準大大提高了，按理說，吃得好，喝得好，人們的健康狀況應該更好，事實卻是物質越豐富，人的欲望越大，先天之氣耗費得越快，人們的健康狀況越令人擔憂。

深圳曾經進行過一次社會調查，調查發現，那些長壽老人家庭並不富裕，飲食上以粗茶淡飯為主，而且他們都愛運動，心態較好。

　　那麼，如果我們已經腎虛了，是不是就無可救藥了呢？當然不是，只要沒有耗到枯竭，還是有機會的，就像我們的積蓄用多了，但只要沒用完，把散落的錢收回來，避免不必要的支出，回歸簡單的生活，一樣可以活得長久。

　　養好腎元，首先就要增強腎的固攝力，少消耗，多吃五穀雜糧，按時作息，改變不良生活習慣，讓自己回歸到自然和諧的生活軌道上來，從而達到長壽的目的。

　　特別提醒大家一點，養好腎元是循序漸進的過程，千萬不要認為吃大補之藥就能有速效，殊不知，這會大傷身體，反而使先天元氣消耗過快。像人參、鹿茸、蟲草這些補藥，吃了之後好像陽氣升起來了，其實那是表象，實際上會更多地調用腎元、耗費腎氣元。

求醫錄

　　患者問：最近半年，我的頭髮白了很多，我想問一下是不是與腎有關呢？

　　張老師答：有這種可能性，中醫認為「腎藏精，其華在髮」，而且「肝藏血，髮為血之餘」，所以頭髮能反映我們肝、腎的健康狀態。這種情況，可以用何首烏1500克，老山參100克，泡白酒2500克，15天後，晚上睡覺時喝50克，對白髮變黑很有效。

養腎即養生

　　中醫認為，腎為先天之本。腎臟健康，則身強體壯，腎臟虛弱，則會疾病纏身，甚至危及生命，所以，我認為百病歸元，養腎即養生，只有懂腎、愛腎，才能健康長壽。

　　所謂「百病歸元」，就是說各種疾病都與腎元不足息息相關，腎元足，則臟腑強；腎元不足，則臟腑弱。所以，人在患病之後，首先就要休息好，減少腎元的消耗，否則，就會加重病情。我認識一位矽肺病患者，在生病期間，依然不注意休息，耗損體力，結果導致病情惡化，最終醫治無效死亡。

　　調理腎臟是中醫治病的一個重要入手點，中醫認為，固本還元是治療各種疾病的基礎，腎臟好了，元氣充足了，百病自然消除。一般我在調理疾病時，首先要做的一件事就是固養腎氣。

　　我曾經採用固養腎氣的方法幫一位婦女調理風濕和頸椎病，僅調理了三個月，不僅使她的風濕病、頸椎病有了明顯改善，而且皮膚光亮了，氣色紅潤了，精力也旺盛了，這就是腎元充足的表現，可謂是牽一髮動全身。

　　腎乃先天之本，腎臟出了問題，就會使整個身體處於癱瘓的狀態。腎臟不好的人通常會表現為口乾、四肢無力、水腫、易疲勞，女性會痛經，男性會出現陽痿、早洩、性無能等現象。對於腎臟的調理，可以概括為八個字：扶陽、固陽、壯陽、還陽。

　　扶陽：對於腎虛弱的人，首先把陽氣（腎元）扶起來，把體內散亂的陽氣收回來。

固陽：就是指改變不良的生活習慣，不過多地耗費腎氣，穩固好剛扶起來的元氣。

壯陽：在固住元氣的基礎上，壯大它，吃些有營養的東西，把身體補上來，增強脾胃後天之氣，滋養腎元。

還陽：最後回歸到自然的狀態——嬰兒的狀態，嬰兒是純陽之體，陽氣充盈。

調理腎臟可以泡腳、泡澡、暖足，食長壽玉液、黃酒煮雞蛋、枸杞桂圓湯、黃芪枸杞茶，這些方子都有扶陽、固陽、壯陽的作用。

另外，調養腎臟還需要打通身體的淤堵，把血液中、腎臟中的垃圾排除掉，讓人體運化順暢起來。按照中醫的說法就是通淋利尿，通過排尿來排出身體裡的毒素。通過泡腳、泡澡、運動，促進排汗，然後再通過大量喝水，促進排尿，就是一種很不錯的排毒方法。

現在有些人一聽說腎虛，就想當然地認為，虛就應該補，於是拼命地吃補品，其實這種做法並不可取，身體已經淤堵了，無論你吃多少，身體根本吸收不了，反而是越吃越堵，要先疏通，補才會見效。

求醫錄

患者問：一段時間以來，我總是感覺腰酸背痛，會不會是腎虛了呢？

張老師答：不一定，腰酸背痛的原因有很多，除了腎虛，還可能是腎結石、腎積水，或者是腎衰竭等疾病。

對於腎功能不足，可以用敷肚臍法：生薑、五倍子、桂枝均量，搗爛，加一些蜂蜜，敷在肚臍上。

腎虛，補不回來

三年前，一位事業有成的男士來找我。他無精打采，身體有些虛胖，皮膚粗糙。

他告訴我，他從20多歲就做IT，一直到現在38歲，幾乎沒有好好休息過一天，大腦總是保持高度的緊張。過度的勞累，使他的身體每況愈下，經常耳鳴，睡覺不安穩，腰酸背痛，冒虛汗，半夜還會口乾舌燥。

「你要注意了，可不能為了賺錢折了老本。」「哎，以前覺得自己年輕，沒什麼，現在明白這個道理，有些晚了，我現在就是小便都力不從心了，一次要兩分鐘，而且老有尿不乾淨的感覺。」

通過他敘述的情況，我分析他這是腎虛。

我告訴他：「壯陽只能靠自己，我只能試著幫你調理，逐步讓你的身體和腎臟恢復健康，在調理前，你首先要改變不良的生活習慣。」

第一，多吃五穀雜糧。要遠離山珍海味，多親近五穀雜糧。

第二，喝養生茶，每天兩次，早上喝的時候加點蜂蜜，有助於排毒。另外，要遠離咖啡、茶，尤其是綠茶一定要戒掉，這些東西雖可提神，但對腎氣的損耗是比較嚴重的。

改掉不良習慣以後，我又針對他腎虧損嚴重的情況，制定了一套調理方法：

第一階段，用枸杞、黃芪，再適當放一些黨參、當歸，頭21天每天煮水吃一次。

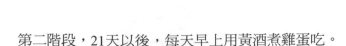

第二階段，21天以後，每天早上用黃酒煮雞蛋吃。

第三階段，每天做一些伏地挺身，然後，雙掌握空掌，拍打自己的腎臟。

大約三個月左右，他告訴我，他感覺舒服多了，睡眠品質提高了不少，最令他激動的是，每天早上會有晨勃了。我鼓勵他再接再厲，繼續堅持。六個月後，他來找我說，現在腰不痛了，精力也充沛了，酒、煙、咖啡徹底戒了，茶也很少喝。為了鞏固療效，我又給他拿了一些清體、排毒的排毒茶，讓他定期服用。

現在電視上、報紙上，關於腎虛的廣告鋪天蓋地，雖說這有些誇張，但是現代人普遍腎虛卻是事實。那麼，為什麼會出現這種情況呢？主要與人們的不良生活習慣有關，比如，夜生活、縱欲過度，生活不規律，很晚不睡覺，工作中長期精神緊張，大腦得不到休息，久坐不動，沒有節制地飲酒，這些都會對腎造成嚴重傷害。

腎虛分為腎陽虛和腎陰虛，其實無論哪種情況，都可以歸結為腎元氣不足。腎就是儲存先天元氣的地方。道家講「先天元氣」，先天元氣是一切生命之本，這是從娘胎裡帶來，僅此一份，一旦耗費將無法補償。

所以，腎虛只能通過扶陽，把身體裡散落的元氣收回來；接著固陽，固住腎元，使之不過多地丟失，然後才能升陽氣，最後還陽，簡單地說，就八個字：扶陽、固陽、升陽、還陽。

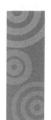

服用青竹葉煮水，排尿不再困難

　　排尿困難是一種痛苦不堪的事情，尿不出，尿不淨，有疼痛感，這些會給人們日常生活帶來許多不便及難言之隱。排尿是人體排毒的一種方式，排尿困難長期得不到有效的治療，就會影響毒素的排出，為疾病的發生提供可趁之機。

　　一天，一個朋友打來電話，很著急，說話都有些語無倫次，仔細聽過之後，才明白其中的原委。事情是這樣的：朋友的妹妹患上了尿毒症，排不出尿來，醫生建議導尿，但他擔心這樣會使排尿更加困難，於是，就給我打來電話，尋求幫助，並再三說十萬火急。

　　我趕緊告訴朋友：「你先別著急，趕緊採一斤青竹葉回來，煮一升水，給她喝下去。」朋友照我的方法做了，待他妹妹喝下之後幾個小時，尿就排出來了。

　　一般遇到排尿困難的情況，我都是從利尿、固住腎氣、消炎幾個方面綜合調理。利尿的方法有很多，比如，用冬瓜皮、玉米鬚、赤小豆煮水，海帶、綠豆煮水，這兩個方法都能有通淋利尿的作用。剛才介紹的青竹葉煮水，對尿路感染的人也有一定幫助。

　　順利排出尿，這只是第一步，接著要固腎元。可以吃一些核桃，一天吃三個（晚上鹽焗、早上生吃），就可以把腎氣慢慢固住，有助於緩解尿頻、夜尿的情況。特別提醒大家一點，無論男女，在調理期

間一定要禁止同房，按時作息，防止勞累，以免繼續消耗腎氣。

第三步，扶腎氣。可以用黃芪、枸杞煮水服用，也可以用桂圓、枸杞煮肉湯、雞湯、鴿子湯，這些都有扶養腎氣的作用。

第四步，消除炎症。用魚腥草、車前草、馬齒莧等煮水服用，都具有消炎的作用。不過，建議大家，有了炎症還是要去醫院做個檢查，口服西醫的消炎藥，效果會更直接。

一般情況下，調理兩三天後，尿就會通暢起來，顏色變淡，尿頻現象也會減少。

求醫錄

患者問：我今年快80歲了，每次排尿都不順暢，尤其是坐久了，排尿就更加困難，這是為什麼呢？

張老師答：人老了腎氣不足這是很自然的現象，久坐也會造成排尿困難，因此老年朋友應該適當運動。天氣適宜的時候，最好每天早晚都出去散散步，邊走邊拍打一下腰腎，這對緩解排尿困難有一定的幫助。

慢性腎炎的食物調理法

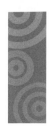

腎病的種類有很多，包括急性腎炎、慢性腎炎、尿毒症等。對於腎病患者來說，除了要接受正規的治療外，注意平時的調理也是必不可少的。我在幫人調養身體的過程中，遇到的慢性腎炎患者很多，通常這類患者的調理以通淋利尿、滋養腎氣、穩固腎元為原則。

在講調理方法之前，我們首先來認識一下慢性腎炎。慢性腎炎的常見症狀有小便困難、血尿、蛋白尿、全身無力、性生活品質下降等，嚴重的還會出現水腫。

一般，慢性腎炎的治療週期較長，徹底治癒的可能性不大，如果能夠配合日常調理，對患者康復是非常有幫助的。

有一位24歲的年輕人，還沒有結婚就患上了慢性腎炎。他家裡人非常著急，擔心因為這個病會影響他下半生的幸福，於是，他的父親找到我：「張老師，你能不能幫我兒子調理一下呢？」

我詳細詢問他兒子的情況。他告訴我，他兒子雖然只有24歲，但看起來像個小老頭，背都駝了，臉上水腫嚴重，看過很多醫生，中藥、西藥吃了不少，平時也吃一些補品，但都沒有本質的改觀。綜合他的情況，我給他父親提出了一些調理建議：

首先，一定要注意休息，不能熬夜，更要節欲保精，以固住腎氣。其次，車前草（新鮮的用量為150～500克，乾品減半）用淘米水

泡1個小時，然後煮水喝，每天喝三次，用來通淋利尿。

再次，用赤小豆、冬瓜皮（或用生薑的皮）煮水吃；也可以用鯽魚和白蘿蔔燉湯吃，注意油不要過重；冬瓜皮直接煮水喝，有去水腫的作用。

另外，平時多用瘦肉加枸杞燉些湯喝，或黃芪、枸杞燉雞湯，以滋養腎氣；條件允許的話，可以將泥鰍洗乾淨後，用開水燙殺，然後曬乾或在鍋裡焙乾，磨成粉，加黃酒，每天吃兩至三次，每次5克，對滋養腎陰非常有效。

兩個月後，這個年輕人的父親打來電話，他說孩子面黃肌瘦、無精打采的情況有所改觀，去醫院檢查，各項指標也都有下降。三個月後，我讓他調整一下藥量，車前草改為隔天一次。至今，這位患者的情況都保持得不錯，病情沒有再加重。

一般情況下，慢性腎炎患者在調理三個月左右，都能使病情得到一定的緩解，但後期一定要注意保養，才不致使病情惡化。

求醫錄

患者問：除了以上介紹的方法外，還有哪些食物對腎炎的治療有輔助作用？

張老師答：有的，如把馬齒莧壓出汁，加一些白糖飲用或拌蜂蜜喝；玉米鬚、綠豆湯、海帶湯對慢性腎炎通淋利尿也有幫助。

患者問：我老是感覺腰痛，醫生說我是腎虧造成的，有沒有什麼方法幫我？

張老師答：一般腎虧腰痛或者婦女產後腰痛，可以用韭菜籽半斤，炒黃，碾成粉末，每天10克用淡鹽水送服，服用時禁房事。

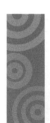

膀胱炎的營養調理法

　　治療膀胱炎首選的藥物就是抗生素，雖然效果明顯，但長期使用抗生素會產生一定的副作用，所以，病情較輕或者是慢性膀胱炎患者不妨採用食物調理，通淋利尿、扶固腎氣，也能取得不錯的效果。

　　上個星期，我的一個朋友打來電話，說他媽媽膀胱炎的毛病又犯了，尿頻、小便困難，非常難受，問我有沒有好的方法解決。我朋友的媽媽今年快70歲了，50多歲的時候就患上這個毛病，由於鄉下的醫療條件不好，所以，沒能得到很好的治療。

　　聽完他的敘述後，我建議他到田裡找一些車前草、魚腥草煮水喝，每天兩三杯。喝了兩天後，朋友給我打來電話，說他媽媽的情況有所好轉，但還是不太舒服。於是，我又讓他加點金錢草。我之所以開始沒有推薦給朋友，是因為金錢草偏寒，我擔心老人的脾胃吃不消。這樣又喝了三天，老人尿痛的毛病是解決了，但依然尿頻，還伴有腰痛。綜合老人的一系列情況，我判斷老人不應該只是患上膀胱炎這麼簡單，應該是因長期患有膀胱炎導致的腎虛。通過與朋友的進一步交談，我瞭解到最近老人一直忙於女兒的婚事，沒能好好休息，才導致病情加重。

　　於是，我又告訴朋友兩個養腎的方法：用桂圓、枸杞燉排骨湯、鴿子湯、雞湯給老人服用；晚上老人腰痛的時候，用吹風機吹肚臍。

　　調理膀胱炎和調理腎病有許多相似之處，基本原則都是「通淋利尿」和「扶正腎氣」。在給老人調理的時候，我用到了車前草和金錢草，其作用都是利尿通淋，也有利於消除炎症。魚腥草具有消炎的作用，桂圓加枸杞燉排骨湯是為了扶正腎氣、升陽。

　　幾天後，我打電話告訴朋友，不要再用桂圓做湯，因為桂圓升騰太快，改為單用肉湯、雞湯，逐步把身體養好鞏固住。

　　後來朋友不解地問我：膀胱炎不是炎症嗎？怎麼滋補一下就好了呢？我告訴他，膀胱炎除了是炎症外，也是腎虛導致的障結，腎動力不足，就會感覺尿不出來，尿長時間淤積在腎臟裡面，就會變質，造成酸性過多，從而損害腎臟的解毒和過濾功能，產生蛋白尿、血尿。

　　急性膀胱炎症還是要到醫院去檢查一下，醫院裡做正規的消炎治療還是必要的，不能任其發展。上述調理的方法，可以在正規治療的同時幫助病人恢復時使用。

求醫錄

　　患者問：我晚上經常有夜尿，有什麼方法調理嗎？

　　張老師答：這是腎氣虛弱、固攝能力不強的表現，可以每天早上吃幾個生核桃，睡覺前吃幾個鹽的核桃，兩三天就能好轉。

　　患者問：我得了尿道炎，尿不出來很難受。該怎麼辦呢？

　　張老師答：你就用青竹葉500克，煮水喝，一天3次，大部分情況當天就能夠尿出來。

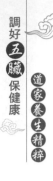
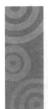

前列腺炎，用食物來調理

　　前段時間，我的一個朋友帶父親來找我。朋友的父親已經患前列腺炎兩年了，用西藥治療過一段時間，但總是時好時壞，一直沒有根治。老人身體已經出現了水腫，臉部、腹部都腫得比較嚴重，並伴有尿頻、尿急、小便困難，特別是到了晚上，情況更加嚴重，一晚上要起床七八次。

　　這位老人平時愛吃肉，豬肉、羊肉、牛肉都愛吃，就是不喜歡吃蔬菜。於是，我就給他用了如下的調理方法：

　　第一，增加排汗和排尿。通過道家暖足方、道家清和浴的洗和泡，促進身體排汗，在排汗的同時，可以喝排毒茶、養生茶，補充大量的水分。

　　第二，用赤小豆、薏米煮粥吃，或者用赤小豆、冬瓜皮煮水喝，有利於消水腫。

　　第三，固住腎氣。調理期間不能有性生活，不要熬夜，多休息。

　　第四，調理後期，可以用黃芪、枸杞、生薑燉些雞湯，或者用桂圓、枸杞燉鴿子，滋養腎氣。平時多吃些核桃。

　　兩周後，老人水腫消退了不少，晚上尿頻的情況也有所緩解，小便比以前順暢多了。經過一段時間的調理後，老人的身體狀況明顯好轉，老人準備回家，臨走前我特意囑咐他，以後要注意合理飲食，肉

食和素食比例3：7，以蔬菜、水果、穀類為主，還要注意休息好。

前列腺炎是老人的常見病，多與腎虛有關，常見的發病原因有：先天之氣（腎元）不足，有些人天生腎元虛弱，免疫力低下；後天不節制，性生活、熬夜、工作緊張耗損過度；體液中酸性物質過多。

前列腺和男性的性功能息息相關，前列腺出現問題，也會影響到性功能，另外，它也是誘發前列腺癌的重要因素，所以，提醒大家，患上前列腺炎一定要高度重視，積極治療，以免造成不可挽回的後果。

求醫錄

患者問：我剛剛30歲就檢查出前列腺炎，不是說老人才患這種病嗎？

張老師答：前列腺炎是老人的常見病，但不是老人的「專利」，此病也可以發生在中青年人身上。

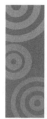

癌症
就是慢性病

　　說到癌症，很多人都感到恐懼，這是因為不瞭解它。其實，癌症並沒有人們想像的那樣兇險。

　　一天，多年不見的好友前來拜訪，一副心事重重的樣子。無事不登三寶殿，我猜好友一定是碰到難題，果不其然，他從包裡拿出一大疊的檢測報告。

　　好友說他的一個遠房親戚60多歲了，患上了前列腺癌，且是晚期。前些天，他的親戚看了我在電視臺的講座，託他與我聯繫。我拿過檢測報告仔細看了看，這個病人的情況確實比較嚴重，他的癌細胞已經擴散到肺部。按照醫院的常規治療方法應該進行放療，但這個病人年歲大，體質弱，擔心吃不消，便想到了用中醫調理。

　　看過檢測報告，我答應朋友試一試。沒過兩天，朋友的親戚就登門了。他最明顯的症狀是全身奇癢，針對這一症狀，我建議他每天堅持泡澡。泡澡可以促進排汗，汗液可以帶走一部分毒素。排汗之後，要注意補充體液，我又讓他喝排毒茶。那天，他出了很多汗，那可真叫大汗淋漓，浴巾蓋一床就濕一床。泡澡的同時，他也喝了不少排毒茶。通過反復的泡澡，喝排毒茶，他身體奇癢的症狀得到了一定的改善。

　　俗話說，「養病不忌口，跟著醫生走」。除了進行有效的排毒外，我還囑咐他飲食上要多注意，像牛羊肉、海鮮等發物以及高蛋

白、過酸、過鹹的食物是不能吃的，平時多吃些新鮮的水果，大量補充津液；儘量不做劇烈運動，飯後散散步，不要讓身體太勞累。

經過一段時間的調理，患者水腫的情況消失了，體形基本恢復到了原來的狀況，去醫院檢查幾次，指標都顯示正常，腫瘤也得到了很好的控制。到現在已經三年多了，患者的身體沒再出現異常。

癌症的發生主要是因為現代人飲食習慣、水源及環境污染，導致體內堆積太多的酸毒。癌症會首先表現在最弱的器官，比如肝癌、肺癌、淋巴癌。這麼多年我調理了各種癌症患者，一般用的方法就是「清、調、養」。

清：清除身體各種垃圾、黏液、寒濕等毒素。

調：把受損的、有問題的器官逐步地調理和修復。

養：儲存身體的元氣，不要輕易散落。比如：多休息；少攝入高蛋白、高脂肪、高熱量的食品。那些所謂的營養品、補品，實際上都不利於癌症患者的調養。

求醫錄

患者問：我兒子最近有些過敏，應該注意什麼？

張老師答：他的體液中酸性物質太多了，多喝一些水，最好喝甘蔗水三大杯，滋養腎液。

患者問：水喝得很多，但喝的都是汽水、飲料，有用嗎？

張老師答：汽水、飲料喝得越多越不好，會適得其反。

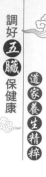

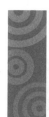# 神奇的「自然透析法」調理尿毒症

　　尿毒症實際上是指人體不能通過腎臟產生尿液，將體內代謝產生的廢物和過多的水分排出體外，引起的毒害。對於此病，無論是中醫還是西醫，都沒有較好的治療辦法。

　　目前，西醫治療尿毒症會用一種非常昂貴的透析器來清洗血液，由於這種透析設備分辨能力差，所以，在清洗血液的同時，會把血液中的有益成分過濾掉。

　　我曾經調理過一些尿毒症的患者，在多年實踐的基礎上，我總結出一套獨特的調理方法。

　　首先，我會採用飲食調理，採取利尿、收攝、固陽、排泄的茶飲，比如用茵陳蒿、苦瓜子、甘草煮水喝，可以利尿；花旗參泡水喝，以穩固腎氣。

　　這一點與西醫的治療方法不同，西醫要叮囑尿毒症患者少喝水，甚至不喝水，因為患者的腎功能較弱，喝水會水腫，或者加重水腫。

　　其次，我也會採用「透析」的方法，只不過這是一種通過道家清和浴的自然透析法。採用道家清和浴時，要用一種專門給尿毒症患者用的泡澡液，這種泡澡液能在常溫下讓患者大汗淋漓，患者在排汗的同時，配合飲用一種專門為尿毒症配置的茶飲。

　　我的這種自然透析的方法原理是，通過身體的汗腺大量排出髒

水、尿毒，同時不斷地吸收有益的水分，最終使血液變得乾淨。這種做法的意義在於把身體的汗腺變成了一個透析設備，通過大量補水和排汗，把血液中的尿毒從汗腺排出來，這會比透析設備安全很多，也便宜很多。而醫院透析的目的是為了把身體的血液抽出來，過濾掉裡面的垃圾（尿毒），再放回身體去，達到清洗血液的目的。

我曾經接觸過一位男性尿毒症患者，他來找我時，已經病入膏肓。當時，他的臉色發黑，人瘦得像竹竿。他告訴我，他一周要透析3次，一次大概要700～800元，現在家裡為他治病已經入不敷出，再這樣下去，他的透析就不得不停止了。

對於尿毒症患者來說，身體的病痛只是一個方面，昂貴的透析費用，會讓整個家庭陷入困境。聽了他的情況後，我決定幫他。他在我這裡調理了半年後，偷偷地瞞著家人，不再去醫院做透析，三個月過去了，結果完全不是人們想像的那樣——會難受、無力、發暈，他反而感覺非常良好，而且那段時間他排尿也特別通暢。

經過一年的調理，他的情況大為好轉，各項指標大幅度改善，飯量增大了，排尿系統正常了，大便通暢了。到最後，不泡澡也能夠自主出汗了。見他病情大為好轉，我鼓勵他一定要堅持下去，回到家，一定要隔一周泡一次清和浴；多吃水果；注意休息，養好腎氣；不可性欲過度；運動要適宜，不可太過。如今，這個年輕人保持得很好，身體也在逐步康復中。

求醫錄

患者問：尿毒症患者是不是應該多吃富含蛋白的食物呢？

張老師答：尿毒症患者應該多吃牛奶、雞蛋、瘦肉、魚等動物蛋白，少吃豆製品等植物蛋白，因為植物蛋白利用率低，會加重尿毒症症狀。

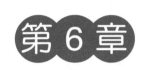

女人不生病
的秘密

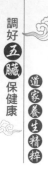

貧血的食物調理方

　　貧血對現代人來講已經不是一個陌生的名詞了，貧血是西醫的說法，在中醫裡面沒有貧血這個病名，而是把它列入「血虛」的範疇。中醫認為氣血同源，兩者關係緊密相連，強調血虛是因氣虛所致，而血虛又會反過來加重氣虛，導致氣血兩虛。

　　貧血的致病因素有很多，比如肝臟功能弱、腎功能弱，還有手術造成的大量出血等都可能導致貧血。在貧血患者中以女性多見，這與女性月經失血有一定的關係。

　　我的朋友范女士，40來歲，她說不知道什麼原因，總是頭暈，尤其是蹲久了一站起來就會暈倒，有時候站久了也會發暈。我仔細觀察，范女士身材單薄，臉色蒼白，精神倦怠，我初步判斷她可能是貧血，便建議她到醫院做血常規檢查。

　　過了兩天，范女士又來找我，她說確實是貧血，問我有沒有好的方法，幫她調理一下。我笑著問她，怎麼不讓醫生開些藥來吃呢？她說，是藥三分毒，還是通過食物調理比較放心。於是，我給她提供了以下的調理方法：

　　第一，先開了兩組食療方：用豬肝、瘦肉、雞蛋煮湯吃；用桂圓、黨參、當歸、紅棗、枸杞用來補充氣血。

　　第二，建議她常吃山藥湯、養生茶，每天吃10～20粒帶紅皮的生

花生，以增強脾胃運化，調理氣血。

第三，放鬆身心，工作不能太勞累，心理負擔不能過大，晚上一定要睡好。

第四，適當運動，比如散步、慢跑，通過這些運動，增強體質。

經過兩個多月的調理，范女士的情況大為好轉，臉色紅潤了，眼睛有神了，就連月經都變得有規律了。

我對貧血的調理，主要把握三個原則，一是從腎氣入手——桂圓、黨參、枸杞、紅棗能夠固住腎氣，讓腎氣升騰起來；二是從脾胃入手，山藥湯、養生茶能夠調理脾胃的運化；三是從肝入手，中醫說「肝藏血」，要養肝，休息好，少勞累是關鍵。《黃帝內經》中有這樣一句話：「肝為罷極之本。」意思是說，如果人體過於勞累，就會影響肝臟的造血功能。

求醫錄

患者問：我有些貧血，平時工作又忙，有沒有簡單的調理方法？

張老師答：堅持早上吃三四個核桃、三四個紅棗，晚上也是三四個核桃、三四個紅棗，就可以了。

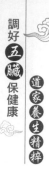

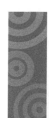
簡單調理方，讓女性遠離亞健康

　　失眠、渾身乏力、出虛汗、痛經，越來越多女性深受亞健康的折磨。俗話說，小洞不補，大病吃苦。如果不加以重視，大病也就為期不遠了。

　　四年前，我在深圳一家養生館講課的時候，遇到事業有成的李女士。初次見她，我以為她有60歲呢，臉上長了很多黑斑，跟老年斑似的，實際上她才40歲。

　　李女士問我：「一個人在大熱天做運動，都不出汗，是不是說明身體很好啊？」我告訴她，這不是好事，而是大壞事，這樣的人說不定哪一天就會大病來臨。接著，我又詳細地解釋了原因。

　　聽完後，李女士連連點頭，並告訴我，她自己就是這樣的人。她平時喜歡打高爾夫，但不管天氣多熱，都不出汗。不僅如此，還失眠、愛出虛汗、渾身乏力、例假沒規律、經常頭暈。醫生說她是亞健康，為了治好這個病，她花了不少錢，找過很多醫生、拔過火罐、扎過針、洗過腳、泡過澡，但效果甚微。

　　現在有很多女性因工作忙、生活壓力大，患上了亞健康。究其原因，主要有兩點：一是腎元之氣耗費過多，即腎虛；二是分泌系統、循環系統、排泄系統、運化系統出現了障結。

　　下面我結合李女士的情況，來說一說如何調理女性的亞健康。首

先要做到三通：大便要通、小便要通、汗腺要通，做到三通，身體就好了一半。接下來，李女士在我的指導下做了三個月的調理。

第一步，泡腳，每兩天一次。第一天，她就出了很多汗，她說自己從來沒出過這麼多汗，以前試過很多方法，都沒有這種舒舒服服的感覺。

第二步，堅持泡腳兩個星期後，泡澡。起初她覺得泡澡很簡單，和普通美容院的沒什麼區別。我告訴她，這個澡你只能泡五分鐘，可她偏不信，偷偷地多泡了兩分鐘，結果整個身體都軟了，好像全身筋骨都鬆動了。當天晚上回去睡覺，一覺睡到大天亮，感覺緊繃繃的身體一下子完全放鬆了。

第三步，堅持泡澡的同時，喝養生茶、排毒茶，因為人體出了汗，一定要補充體液。

經過20多天的調理，她能夠自主出汗了，而且頭也沒有那麼眩暈了。堅持做了三個月後，她的身體發生了明顯的變化：月經有規律了，並且不再痛經；臉上的斑痕消失了，皮膚光滑了；大小便通暢了。

做完三個月調理之後，為了鞏固療效，我又給她開了一組方子：

1.長期服用養生茶。

2.每週喝一到兩天的排毒茶。

3.每隔一兩天，早上用黃酒煮雞蛋吃。

4.每個月，用小雞燉酒釀來吃。

四年後，我再次見到李女士，她的皮膚白皙有光澤，臉上皺紋基本不見了；現在在空調下都能出汗，說明陽氣很足；困擾她多年的失眠也消失了，現在是碰著枕頭就能睡。

可能有的人覺得這不可思議，就這麼一組簡單的方子，能解決那麼多問題嗎？其實，看似簡單的方法，卻是對身體全面的、整體的、

綜合的修復，所以，身體才能發生本質的改變。

現在，亞健康的人群比例很大。雖然醫院的指標每個項目都正常，可是身體的感覺很痛苦。這種亞健康狀態看似沒有病，往前發展一步就是大病。如果在這個時候能及時調理，就能讓身體恢復到健康狀態。

求醫錄

患者問：我48歲了，正在更年期，脾氣不好而且感覺也很煩躁，口乾舌燥，全身無力，有什麼辦法緩解嗎？

張老師答：大棗去核13個，甘草3～5克，小麥40克，煮水，當茶喝，對男女更年期綜合症有療效，但糖尿病人不適合。

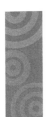女人的美要調理：養於內，美於外

去美容院做美容，只是做表面功夫，解決不了根本問題，真正的美容應該是「養於內，美於外」。

邱女士40歲，是一家大型公司的公關經理。做公關的面子問題很重要，為此，邱女士經常去美容院做美容，去斑、補水、美白，錢沒少花，但效果卻不明顯，皮膚該乾還是乾，眼角的魚尾紋清晰可見。

一次偶然的機會，邱女士聽說我能幫人調理身體，就抱著試試看的想法找到我，問我能不能做美容。我笑著說，我可不是美容師，我只能內調，調動你身體的機能，比不上美容院的那些高級化妝品立馬見效，但是經我調理後的效果是持久的。

邱女士高興地說，她要的就是這個效果。於是，我便跟她深入地交談，以瞭解她的問題所在。邱女士身體比較胖，因工作壓力常常失眠，心情起伏較大，氣色不好，渾身無力，經常感到疲勞。表面看來，邱女士的情況比較複雜，其實，都可以歸咎於一點——身體濕氣大、寒氣重。

綜合邱女士的情況，我為她制定了調理計畫。原來她身體基本不出汗，經過一段時間的調理後，身體有汗了，皮膚滋潤了，臉上的斑也不見了，眼角的皺紋也消失了。邱女士幾乎不敢相信自己的眼睛，在鏡子前照了好半天，還半信半疑地問我：「這不會是真的吧？怎麼

會有這麼大的變化呢？」

我跟她解釋說：「內分泌正常了，水分補足了，體內的垃圾、淤堵問題解決了，內在環境改變了，你自然就變美了！」

我認為，真正的美容應該是「養於內，美於外」。美容應該是整體的調理，而不是只做表面功夫。就拿邱女士臉上的皺紋來說，這是缺水引起的，她屬於油性皮膚，要緩解這種情況，最好的方法就是大量補水，讓身體的細胞喝足了水，皮膚就會變得滋潤。

當下很多美容都強調一些外在的東西，只做表面功夫，這是治標不治本，根本無法達到真正的美。

通過外在的補水方式，不能夠實現真正的美。用西藥、中藥也好，面膜也罷，要通過外在的補充水分來達到內在水分的充盈，幾乎是不可能的。

隨著年齡增長，細胞中沉澱了大量的酸性物質，酸性物質可加速細胞衰老。長斑就是因為毒素過多，沒有辦法分解而產生的。所以，調理的方法一定要從「清」開始。清除身體內的死水、髒水，否則，無法達到美容效果。

真正的美容必須由裡至外，而美容院都是由外至裡。要把身體的各種病痛、內臟的鬱結調理好，才能實現真正的美容。如果人病懨懨的，怎麼美容也好看不了。

養生（美容）的最高境界是和諧，與自然和諧，與身體和諧。許多慕名來找我的女性患者，患有蛇皮腳、皮膚瘙癢乾裂，幾十年都沒有好的，通過清（排出垃圾）、調（調理飲食）、養（滋養腎氣）的調理方法，不僅皮膚上的問題好了，而且膚質也變得較好較嫩滑。

總之，只有通過調理，使身體得到改善，才能回歸最美的狀態。

求醫錄

患者問：我平時工作很忙，有沒有什麼好的美容外敷方法呢？

張老師答：你可以用一些雞蛋清、蜂王漿調勻塗在臉上，比很多高級的美容用品都有用。

患者問：我居住的地方比較乾燥，經常手足開裂，有沒有什麼好的方法呢？

張老師答：用豬油或者羊油，50～150克，加蜂蜜，調勻，塗在手上，一日兩三次，兩三天就可以改善。或者用甘油三成，白米醋七成，混合搖勻，用來擦手足，冬天代替潤膚油塗抹，滋潤皮膚效果甚佳。

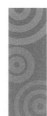
減肥成功的關鍵在於脾胃

　　不沾魚肉，不吃主食，光吃蔬菜水果，可黏在身上的肉肉依然不見少，難道真如人們所說「喝涼水都長肉」？其實不然，減肥成功的關鍵在於脾胃，增強了脾胃的運化功能，減肥將不再是一件難事。

　　阿芳是我的一個遠房親戚，要我幫她減肥。她身高不到150公分，體重卻有70多公斤，肚子上有一個大大的「救生圈」，雖然穿著寬寬大大的衣服，但依然很明顯。她苦惱地說：「因為胖，丈夫嫌棄不說，自己也受罪，呼吸都困難，還有『三高』。」

　　「你不要著急！減肥，最重要的是增強身體的運化功能，只要運化好了，吸收、排泄平衡了，就能達到健康減肥的目的了。」和她做了詳細的解釋之後，我針對阿芳的情況，制定了一套減肥方案：

　　第一，每天早晚要做一些運動：原地拍打身體，做一些簡單的抓手運動，晚上睡覺前做一些腿交叉的運動。

　　第二，每天堅持泡一次澡。

　　第三，平時用冬瓜皮、荷葉煮水當茶喝，有抽脂降脂的作用。

　　第四，遠離宵夜，少喝冷飲，多吃五穀雜糧，少吃高蛋白、高脂肪的食物。

　　通常肥胖的調理是以一個月為一個小週期。第一個月，阿芳嚴格按照飲食要求，堅持泡澡，天天喝以荷葉、冬瓜皮為主的減肥茶；第

二個月，飲食恢復正常，這時會有一些饑餓感，大便由每天一次，變為每天兩次，這說明運化功能增強了，排泄速度加快了；第三個月為鞏固期。

調理了一個多月後，阿芳的體重明顯降了下來，減了5、6公斤，而且肚子上的「救生圈」縮小了不少。三個月後，我又給她開了一個生活處方：隔一兩天喝一小杯陳醋，以促進運化；多吃一些苦瓜、豆苗、地瓜葉、筍之類的食物；養生茶、荷葉冬瓜皮減肥茶要經常喝。

兩年過去了，阿芳的身材一直保持得很好，玲瓏有致。她說，自從身材變苗條了，老公對她都比以前好了。

求醫錄

患者問：脾虛是不是會引起肥胖呢？

張老師答：是的，當人體處於脾虛的狀態時，人體的運化能力就不足，排泄功能弱，容易造成肥胖。

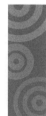

補足氣血的女人更美

人的美應由內而外。補足氣血的女人才能美若桃花,否則,不僅談不上美,疾病還會很快來到。

幾年前,劉女士找到我。劉女士30多歲,月經很不正常,有時兩三個月才來一次。她自訴曾做過三次人工流產,還有一次自然流產,現在有兩個孩子。

在劉女士與我談話期間,我仔細觀察她:化了些淡妝,人長得挺漂亮,但笑起來魚尾紋清晰可見,給人一種元氣不足、衰老之感。她的手枯瘦,胳膊上青筋外現。

「你睡眠品質怎麼樣?」我問道。

「睡覺老不安穩,夢多,還有耳鳴,心裡總覺得慌慌張張,六神無主。」

通過和劉女士的交談,我基本上可以判定她的問題所在。於是,我叮囑她說:「你耗得過多,又不太會保養,基於你目前的情況,應該好好調養,不然,可能很快就會絕經了。」

「從去年開始,我的月經就很少了,有時候兩天就沒了。不過,沒了也好,省事。」劉女士笑著說。

「你可別高興,這不是什麼好事,正常應該三至五天,你兩天就沒事了,這違背了人體正常的規律,說明你的身體出了問題。」

劉女士辯解道：「我現在什麼病也沒有，我愛打打麻將，有的時候一打就是一整晚，只是有時看東西會有些模糊、精神不佳而已。」

「這是元氣不足的表現，你這種情況調理不難，關鍵在於你能否改變不良的生活習慣。首先，要遠離麻將，再有，調理期間性生活越少越好。你能做到嗎？」

她點了點頭。接下來，我給她制定了一套調理方法。

第一，每天早上用黃酒，最好是客家米酒，煮雞蛋，加六七片薑，再加一些紅糖，連續吃21天。

第二，大量喝養生茶，調理好脾胃。

第三，每半個月或一個月，買一隻烏雞燉湯，加一些桂圓、紅棗、山藥、枸杞、薑，如有水腫，可以加一點薏米。

第四，在調理期間，羊肉及魚、蝦、海帶等海產品，以及過寒的東西不要吃。

第五，用艾葉、柚子皮、柚子葉加一點白酒煮水泡澡，加快散淤。

我叮囑她，按照上面的方法，一定要堅持半年。半年後，她給我打來電話，說回去後按照我的方法調理，三個月後月經就正常了，第四個月就不痛經了，乳房也不痛了。現在一切都正常了，人較圓潤，也變年輕了。

見她情況有所好轉，我真替她高興，並叮囑她，養生茶一定要堅持喝，如不方便，也可以用白菊花、黃芪、枸杞泡水喝，烏雞可以不用吃了，性生活一定要適度。

其實，和劉女士有類似情況的女性大有人在，這與腎元虛弱有直接關係，其原因也是很多的，比如過多的流產，月子期間沒休養好，性生活過度，生活工作過於勞累等，這些都會造成腎元虛弱。如果要調理，首先就要檢討自己的生活習慣，改變平時太過勞累、耗損過度

的情況，只有把耗損的源頭堵住，調理才能有效。

求醫錄

　　患者問：我今年36歲，晚上老睡不好，還做夢、怕冷、手腳冰涼，該怎麼辦呢？

　　張老師答：你有可能是氣血兩虛，可用飲食來調理：用黃酒煮雞蛋排除寒氣，烏雞湯固住腎氣，養生茶和泡澡增強脾胃的運化功能。能夠堅持就會改觀。

坐月子，女人一生中改善體質的最好時機

坐月子是具有中國特色的傳統習俗。坐月子是女人一生中改善體質的最好時機，如果沒有坐好月子，將為以後的身體健康埋下隱患。因此，女人一定要抓住重生的機會。

我走訪過很多客家長壽的婦女。客家女人既要操勞所有的家務，又要忙田裡的農活，生活也比較簡樸，沒有條件吃什麼補品。按理說，客家女人比其他地區的女人應該虛損得多，但客家女人長壽者卻很多。有觀點表明，這應該與月子坐得好、補得足有很大的關係。按道家的話說，這就是「根基牢固」。

女人生孩子時，身體承受了巨大的耗損，可以好好利用坐月子這段時間，補一補營養，把身體休養回來，月子坐得好的話甚至可以「脫胎換骨」。不是有些女人生過孩子之後，反而更漂亮了嗎？客家老人常說：「女人有病，坐好月子就能好起來。」

相反，如果月子坐得不好，沒有補充耗損的營養，或不注意保暖，風寒入體，就會在身體裡埋下健康隱患，到中年的時候就會表現出來。比如，腰酸腿痛、頭痛、身體疲憊、風濕、痛經、內分泌失調、提前衰老等。

言歸正傳，我來說說客家人坐月子的講究在哪裡。首先就是黃酒煮雞蛋：客家老黃酒、加上一些薑來煮雞蛋。薑能排出生孩子時身體

中的寒毒，雞蛋能補充營養，而黃酒則可以化淤散結，化散身體中殘留的瘀血。

其次，客家女人坐月子，要一天吃一隻雞，這種做法有點誇張。在我看來，一周吃上兩隻就可以了，整個月子期間吃七八隻雞，就能把氣血補回來了，按照客家人的說法叫「回了神了」。

再次，客家女人坐月子時，會在額頭上裹一塊毛巾，因為這時候產婦的身體最虛弱，容易被寒邪入侵，保暖是非常重要的。

以上三點是客家女人坐月子最講究的地方，除此之外，我建議產婦們還應該注意以下幾點：

第一，坐月子期間，不要受寒，更不能吃冰涼寒物。

第二，多吃宣發性、溫性的食物，比如薑、黃豆、黑豆。月子裡少吃魚、海鮮、海帶，因為這些食物偏寒，發奶可以喝一些鯽魚湯。客家人吃薑的時候都要炒一炒，而不吃生薑，就是為了排出其中的寒氣。

第三，坐完月子後，可以用道家清和浴或道家暖足方，把身上的寒氣逼出來，這是非常有意義的。

第四，做完流產、刮宮的女性，至少要休息一周。在這期間，不能著涼受寒，不能做重活，以免增加內部耗損，還應吃一些溫調的食物。以下介紹幾個調養食譜：

黃酒雞：雞切成塊，在鍋中翻炒至半熟，放入紅棗3～7顆、枸杞、生薑適量（薑切絲乾煸後使用更佳），加入黃酒（或客家酒釀）和水適量，燉湯。喝湯吃肉。

黃酒煮雞蛋：水燒開，打入雞蛋兩個，加入紅棗7個，枸杞、生薑、黃酒（或客家酒釀）適量，燉熟即可。

求醫錄

　　患者問：我以前沒坐好月子，現在患上風濕之類的病痛，該怎麼補救呢？

　　張老師答：可通過泡腳、泡澡，把身體深處的寒氣逼出來，再多吃些黃酒煮雞蛋、生薑紅糖水。當然，這不可能達到坐月子的功效。

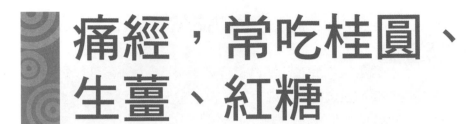

痛經，常吃桂圓、生薑、紅糖

中醫講「不通則痛」，痛經也是不通所致。那又是什麼造成了淤堵呢？寒邪是罪魁禍首。只要提升陽氣、排除寒淤、滋養腎氣，適當增強些營養，就能斬斷痛經的煩惱，讓女人輕輕鬆鬆。

六年前，一個年輕的女孩來找我，「我每個月那幾天真是太難受了，痛得我死去活來，您看是怎麼回事呢？」我告訴她，百病歸淤，痛經就是身體裡的寒淤所致。女孩又問：「那是什麼原因造成寒淤呢？」

我詳細地跟她解釋，造成寒淤的原因很多。比如，有的人氣血功能不強；有的人天生體質偏弱；還有生完小孩，月子沒有坐好，都可能造成痛經。並且有痛經的人，一般月經都不正常。

聽完我的解釋，這個身材瘦小的女孩介紹了自己的情況：未婚，23歲，15歲來月經；目前在一家工廠上班，三班制；除了痛經之外，月經也不準，有時候兩個月才來一次；吃過很多藥物，但吃了藥只是當月有效，不吃藥照樣痛。

女孩說完之後，擔憂地說：「你能不能幫幫我，我擔心以後會影響生小孩。」我認真地對她說：「痛經與生育是有一定的關係，但具體情況不一樣，不能輕忽。」

結合這個女孩的情況，我給她推薦了一套調理方法：

第一，用桂圓、紅棗、枸杞，加一點點當歸，煮半升水喝，每天吃一次，連喝一個月。

第二，每天用吹風機在肚臍周邊轉著圈吹，吹得燙燙的方可，吹的同時還要用薑片邊吹邊擦。

第三，喝養生茶，養好脾胃，增強運化。

第四，用艾葉、薑苗、柚子皮煮水泡腳，每週兩次。

另外，我提醒她，在調理期間，肥膩、性寒、大補的食物不能吃，比如海鮮、人參、阿膠之類的。

一個月後，她驚奇地發現，這個月來月經一點都不痛，問我是什麼原因，我告訴她這是體質轉好的表現。按照我介紹的方法，又堅持了一個月之後，我告訴她，可以減少藥量了，每次月經前的三到五天，用桂圓、生薑、紅糖煮水喝即可。從此，痛經再也沒有來騷擾過她。

六年後，聽人說她結婚生子了，而且是雙胞胎，人也比以前漂亮了。痛經是婦科的常見病和多發病，一些人求醫問藥很多年，卻往往是無法去根，這個月好了，下個月又來了。其實，這就是方法不對。中醫講「不通則痛」，痛經就是因寒邪入侵導致了淤堵，當然就會痛了。

我調理痛經的核心就是：祛寒散結。桂圓、紅棗、枸杞有提升陽氣的作用，這個方法可以說是放諸四海皆準。女人的痛經、不孕不育等婦科病都有一個共同的特徵，就是腹部冰涼。用吹風機和薑片可以讓腹部溫暖起來，養生茶則可以增強運化，補充能量，固住腎氣。

求醫錄

患者問：我妹妹身體瘦弱，從小就痛經，是怎麼回事？該如何調理呢？

張老師答：這有可能是腎氣虛弱所致，是先天元氣不足的表現。可以隔一兩天用薑、瘦肉、雞蛋氽湯喝，滋養腎氣。如果條件許可，每個月吃兩隻烏雞那就更好。

患者問：我有痛經，平時工作又忙，沒什麼時間做您説的那些湯湯水水，有沒有簡單些的辦法？

張老師答：可以用田七粉2～3克，在來月經前或者痛的時候吃，效果也很顯著。

患者問：女性白帶中有異味的，您有沒有什麼辦法呢？

張老師答：雞蛋打一個小洞，放入七八個白胡椒。用紙黏住，蒸熟。每天吃一個，一個禮拜即可解決。

天天好心情，遠離乳腺增生

　　乳房是女人最在乎的身體部位，是女人美麗、性感的象徵。乳房對女人的意義重大，然而，乳腺增生的悄然而至，給女人增添了很多煩惱。預防此病，請記住一句話：每天笑一笑，乳房更健康。

　　張女士是某大學的講師，收入不錯，可她生活得並不幸福。最近一年來，她總是和丈夫吵架，以至於上課時精力不集中，經常出錯，弄得心情煩躁、焦慮不已。上個月，她突然感覺乳房疼痛無法觸碰，用手一摸，還有腫塊，後來，經醫院確診為乳腺增生。

　　由於情況不太嚴重，所以，她想讓我幫她調理一下。張女士一見到我，就十分委屈地說：「我怎麼這麼倒楣，為什麼會患上這種病。」「你這病是由心生，因為你常常感到不快樂，不快樂會導致內分泌失調，而內分泌失調容易引發乳腺增生。」

　　通過我的一番解釋，張女士認識到了自己的問題，急忙問我：「那我該怎麼辦？怎樣才能恢復健康呢？」

　　對於乳腺增生的調理，我一般分為以下幾個步驟：

　　第一，用生薑、柚子皮、茶葉（綠茶）煮水洗乳房。薑和茶葉幫助散淤，柚子皮可以疏導，此方可以通暢氣血，縮小增生部位。另外，用蔥白搗爛加紅糖敷患處，也能散淤去結。

　　第二，經常泡腳、泡澡，促進身體排汗，排出身體中的寒濕毒

氣，有助疏通散淤。

第三，多吃清淡、幫助疏泄的食物，比如用均量的魚腥草、夏枯草煮水當茶喝。

第四，用黨參、當歸、黃芪、枸杞煮水喝，用以固腎。痛經的可以用桂圓、黃酒、瘦肉燉湯吃。

另外，我還特別提醒張女士，一定要放鬆心情，心情煩躁不安，鬱鬱寡歡會加重病情，放鬆身心是調理成功的基礎。

經過一段時間的調理後，張女士很快康復了，她高興地對我說：「沒想到，我心情不好，乳房也跟著遭殃，現在我心情好了，疾病也全消了。」

乳腺增生是婦女常見、多發病之一，多見於25～45歲女性。現代女性工作節奏快，生活壓力大，長時間處於高壓的緊張情緒下，很容易讓乳房生病，所以，一定要學會自我調節，使壓力得到有效緩解，才能預防乳腺增生的偷襲。

通常乳腺增生有兩個突出的表現：

一是乳房脹痛。疼痛多呈現週期性的特點，這是本病的典型表現，月經前期發生或加重，月經後減輕或消失。

二是乳房腫塊。腫塊的大小、質地也常隨月經呈週期性變化，月經前期腫塊增大，質地較硬，月經後腫塊縮小，質韌而不硬。

出現這兩種情況，一定要及時就醫，以免耽誤治療。

求 醫 錄

患者問：我今年37歲，乳房痛，怎麼解決？

張老師答：用豬膽和紅糖加一點點水去煮，成膏狀，用紗布敷在疼痛部位，當天就有止痛效果。

患者問：我有乳腺炎、小葉增生的症狀，有沒有解決方法？

張老師答：取綠豆，把它碾成粉，調蛋清，敷患處，一周即可見成效。

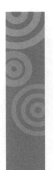

求神不如求己，不孕不育還需改變寒淤體質

　　子宮是孕育胎兒的宮殿，每個女人都應該保護好這個「宮殿」，給胎兒提供他人生中的第一個溫暖舒適的家。然而，寒宮卻使許多女人無法實現做媽媽的願望。排寒、散淤、提升陽氣，才能從根本上解決不育的問題。

　　我曾遇見一位拜神求子的婦人，結婚8年，一直沒有孩子。她跪在神像前，非常虔誠。記得那時正值夏季，酷暑難當，可那位婦人卻穿著厚厚的長褲長衫。仔細端詳這位婦人，個子不高，體重卻有75公斤左右。

　　中醫看病講究的是望聞問切，看她這個樣子，我心裡已經有了底。為了進一步確認，我問她：「你例假正常嗎？」「哎，別提了，受罪呀，每個月的那幾天我都腹脹腹痛，手腳冰涼，都要抱著個熱水袋，夏天也不例外呢。」

　　「你起來吧，觀音說你命中有子，一定能做媽媽。」我胸有成竹地說。「那您有什麼好辦法，快點告訴我。」婦人眼睛一亮，迫不及待地問。「首先，你必須每天從山下爬上山頂，然後給觀音娘娘燒一炷香，堅持七七四十九天，如果斷一天就要補十天。」

從那以後，婦人風雨無阻，每天堅持爬山，給觀音娘娘上香。30天後，她的身體發生了明顯的變化，原來總是怕冷，從不出汗，現在爬到山頂，常常是大汗淋漓，身材也苗條了許多，足足瘦了15公斤。還有，原來爬山需要45分鐘，現在20分鐘就爬上來了。

49天之後，婦人再次找到我。我告訴她以後要少吃肥肉、紅燒肉，因為常吃這些東西，會導致體內酸性過重。為了早日實現做媽媽的願望，這個女人只能忍痛割愛，與肥肉、紅燒肉暫時告別。

三個月後，奇蹟出現了，那位婦人懷孕了！孩子出生後，他們家人專門殺了一頭豬，還抬了很多禮物過來，開心地說：「觀音娘娘真靈啊，求醫問藥這麼多年都沒治好的病，現在竟然好了！」

原來，這位婦人為了懷上孩子，曾經四處求醫。看過西醫，醫生說是輸卵管阻塞，並做了輸卵管疏通，結果還是不行。其實，這種做法是治標不治本。身體有寒氣，做多少次疏通，效果都不會理想，關鍵要治本——排寒、散淤。

寒宮是導致女人不孕不育的主要原因，那麼，寒宮會有哪些症狀呢？舌苔厚白，腹部寒涼，背後瘙癢，痛經，這就是寒涼的體質。導致寒涼體質的原因有很多，比如，愛吃寒涼之物，不愛運動，喜歡穿露臍裝，這些都會導致寒淤在體內堆積。

改變寒涼體質，首先要多運動，增強身體的運化功能，促進寒氣的排泄能力。這位不孕的婦人通過爬山，大量地出汗，多喝水，把身體裡的寒淤清除掉了，體能自然就好了。

其次是提升陽氣。比如用柚子葉、樟樹葉加薑煮水泡腳；用酒釀、紅糖、蛋、薑煮湯吃，同時忌口牛肉、羊肉、海鮮等高蛋白的食物。

乳腺癌患者，也可以留住美麗與健康

三年前，我遇到這樣兩位女士，暫且把她們稱為A女士、B女士。A女士的胸部有增生、腫塊、疼痛的症狀，經醫院檢查後，排除乳腺癌的可能，但她依然很擔心，因為她的母親和姐姐死於乳腺癌；B女士的情況則更為糟糕，已經確診為乳腺癌，稍微一用力，她的乳頭就流出很多黏液。

她們兩個同時找到我，問我該如何進行調理。首先，我來分析一下，A女士雖然還不是乳腺癌，但可能處在癌症的臨界點上，這可以從她的症狀以及家族史來判斷，而B女士的情況就毋庸置疑了。

我建議A女士經常用生薑（薑苗）、柚子皮煮水，或用豨薟草單獨煮水，來清洗乳房。洗後，用熱毛巾熱敷乳房，增加氣血運行；另外，平時要用均量的豨薟草、白花蛇舌草、半枝蓮煮水喝。

再來說說B女士的情況。當時她還沒有做手術，還在猶豫，根據她的情況，我建議她採取保守療法，然後，給她提供了一套調理方案：

第一，一定要固住腎氣，調理期間要禁慾，保住虛弱的腎氣；調節好心情，注意休息，多做一些放鬆的運動，如早晚散步，但不要做太劇烈的運動，否則會損耗原本就虛弱的腎氣。

第二，改變不良的飲食習慣，平時要吃得清淡，常吃水果，多喝湯，不吃煎炸、醃製、腐爛食品，遠離牛肉、兔肉、鵝肉、海鮮。

　　第三，每天用均量的半枝蓮、白花蛇舌草煮水喝；常用生薑（薑苗）、柚子皮煮水，或用豨薟草（鮮品效果更佳）單獨煮水，清洗乳房。此外，還要用五倍子（瓷缸中焙乾撚成粉）加三七，打成粉，用米醋調勻後，敷乳房腫塊。

　　第四，針對瘦弱者陽氣不足、免疫力差的情況，用糙米、黑米、大麥、枸杞做養生茶，並在其中加一些薑同煮，再加3～5顆紅棗。

　　第五，用中藥調理，用熟地、太子參、茯苓、當歸、枸杞、黨參煎藥，早晚各服一次。

　　調理了三個月後，B女士乳房疼痛的症狀基本消失了，原來乳房上可以看到一大塊像雞蛋樣的突起，現在看不清了，摸上去軟軟的，逐漸消腫了；而A女士的情況就更為樂觀，腫塊基本消失了。

求醫錄

　　患者問：我是乳腺增生患者，平時能喝葡萄酒嗎？

　　張老師答：可以喝，但一定要喝真正的純葡萄酒。最好是巨峰葡萄，把葡萄洗乾淨，晾乾表面的水分，然後把葡萄抓破，加20%左右的冰糖，放在瓶中，用蓋子封住，一個月以後打開，過濾後，即可飲用。

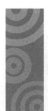

減肥不在減，而在增

　　減肥不在減——不吃東西，而在增——增強運化功能。脾胃運化功能強了，代謝功能加快了，垃圾排出體內的速度增加了，要想肥都難。

　　做了這麼多年的調理，接觸了不少減肥的例子，微胖的人、偏胖的人、很胖的人都接觸過。六年前，我兒子的朋友小王來找我。小王才24歲，體重已經有120多公斤了，走起路來，身上的肉搖搖晃晃的。

　　小王苦惱地告訴我，他嘗試過很多減肥的方法，當時有點效果，但過不了多久就會反彈。從他的情況看，我推測他的肥胖應該與生活習慣有關。小王告訴我，他小時候最喜歡吃肯德基、麥當勞，雞腿、雞翅、烤鴨、鮭魚都愛吃，還愛喝飲料，去海邊吃海鮮，一吃就忘記飽。

　　聽完他的敘述，我鄭重地問他：「你是想要吃得飽，還是想要活得長？」「當然要活得長，我現在好累，負擔太重了。」我嚴肅地說：「你要注意，從你目前的狀況看，別看你年紀輕，但糖尿病、脂肪肝、高血壓已經離你不遠啦！」

　　小王著急了，「我意識到了，現在睡覺翻個身就像胸被人壓住了，要坐起來透一下氣，叔叔，你有什麼辦法嗎？」「辦法是有，但你要有恆心堅持下去，我才可以幫助你。」接著，我告訴他一套方法：

　　第一，從第二天早上開始，六點鐘必須起床，沿著河走3公里，並備好毛巾準備擦汗，可能會大汗淋漓。

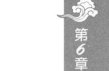

第二，每天三餐必須準時吃飯，開始不一定要減多少飯量，但必須定時吃，宵夜堅決不能吃，速食、燒烤統統戒掉。

第三，用荷葉、冬瓜皮按1：2的比例煮茶喝，所有的飲料、啤酒堅決不能喝。

第四，進行一些簡單的床上運動。一條腿伸直，貼緊床不動，另一條腿伸直，像麻花一樣向另一條腿上架，左右各36次；每天做30個伏地挺身和仰臥起坐，開始可以做得不標準，但一定要堅持下去。

三個月後他就減了20公斤，感覺輕鬆多了。我又囑咐他多吃五穀雜糧，用大麥、小麥、玉米、甘薯煮粥，常喝養生茶；每隔兩天，煮山藥湯，促進脾胃運化；每次吃飯前先喝兩碗湯，俗話說，「要想苗條健康，飯前喝湯」嘛！

一年後，他減到了80多公斤，這相對於他170公分的身高來說，已經很正常了。小王之所以減肥成功，關鍵在於毅力，所以說，減肥不在老師，還在自己。

說到肥胖，很多人認為是身上的肉多，其實不然。肥胖是體內廢棄的垃圾過多，堆積在身體的各個部位，無法運化。關於減肥，多數人存在著這樣一個誤區：不吃飯或者少吃飯。其實，減肥光靠不吃飯少吃飯是不行的，這樣反而會使人體的運化能力降低，一旦恢復原來的飲食，就會堆積更多的垃圾，造成嚴重的反彈。

所以，減肥的關鍵在於增——增加身體的運化能力，使腸胃的運化和身體分解代謝功能加快。當身體運化分解的速度超過攝入食物的速度，就不容易肥胖了，這就好比往一個蓄水池裡蓄水，流出的水比流進去的水多，蓄水池的水是永遠不會溢出來的。

那麼，怎麼增加身體的運化能力呢？可以喝荷葉冬瓜茶；多吃五穀雜糧；再配合一定的運動、促進發汗，以加速新陳代謝。當然，改

變不良的生活習慣也是必需的，比如晚上吃夜宵，睡覺的時候人體的運化功能會變弱，多餘的垃圾會在身體裡堆積起來，人吸收的營養也沒地方耗費，就會變成脂肪堆積起來。

還有，少吃或者不吃速食、煎炸的東西，它們容易在體內沉澱酸性的垃圾，這是造成肥胖的一個主因。另外，碳酸飲料、啤酒，特別是冰鎮啤酒，也會降低運化能力，運化速度慢了，肥胖就不遠了。

求醫錄

患者問：減肥吃減肥藥好嗎？

張老師答：最好不吃，是藥三分毒，吃減肥藥會給身體造成一定的副作用。

患者問：我很瘦，想長胖有沒有方法？

張老師答：人瘦有多種原因，大部分都是脾胃沒開，運化不好，可以買兩個番茄，擠出汁，再加兩個雞蛋拌進去，加一些白糖，不用煮，早上空腹吃，一天一次，吃上一段時間，飯量就會大起來。

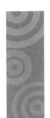

頸椎病怎麼辦？
運動調理和飲食調理

　　張小姐是一家外商公司的職員，一天，她突然感覺脖子發僵、酸痛，手指麻木，起初，以為是太累了，休息一段時間就好了，誰知，脖子疼得越來越厲害，連肩背都跟著痛起來，嚴重影響到了她的工作，到醫院檢查，確診她患的是頸椎病。醫生告訴她，頸椎病沒有特效的治療方法，只能通過運動和理療加以保健，來緩解症狀，逐步恢復。於是，她去按摩院按摩，到骨傷科做牽引，但效果都不明顯。

　　後來，她經人介紹找到了我，請我幫她調理。在交談中，我發現她的臉色不是很好，耳朵蒼白，耳垂發皺，從這些症狀來看，我判斷張小姐的腎臟應該有一些問題。於是，我問她，「你平時有沒有耳鳴的情況，月經是否正常？」張小姐告訴我，她耳鳴的情況已經有好幾年了，月經沒有規律，還有痛經。

　　在她扭頭的一瞬間，我不經意間發現她左臉頰有一塊皮膚的顏色發黑，「張小姐，你臉上的皮膚是怎麼回事呢？」「大概在七年前，那時流行一種美白護膚品，我用了幾個月，發現皮膚真的白了，可不知道為什麼，太陽一曬，皮膚就成這樣了，後來我才知道，這種產品鉛含量超標，會損害皮膚，當時，有一大批人被這種東西害成了腎衰竭。」

　　這更加印證了我的推斷。「張小姐，你的頸椎病其實不是骨頭的問題，那只是外在表現，根本問題應該是腎臟出了毛病，那些美容產

品不僅傷害了你的皮膚，還可能傷害了你的腎臟。」張小姐半信半疑地問我：「那腎出了毛病，又怎麼會使我的頸椎出問題呢？」對中醫有所瞭解的人，應該明白「腎主骨」的意思，腎之精氣具有促進骨骼生長發育的功能，所以，腎出了問題，會對頸椎、腰椎有影響。

當然，張小姐的情況也與她的工作性質有關，長期伏案、保持一個姿勢工作，都會導致氣血淤堵，腎氣升騰不起來。對頸椎病的調理，首先要止痛、散淤、祛寒；其次要升陽、固腎。遵循這個原則，我給她推薦了如下的調理方案：

第一，嚴格控制作息時間，不要久坐，工作一會兒要適當活動活動，做一下「仙鶴點水」的動作：搖搖脖子，用空掌在兩肩和頸椎部位拍打拍打，或用空掌拍拍腰部，疏通脈絡；也可以用雙掌快速搓熱腰部，幫助腎氣升騰。

第二，多吃一些通氣血的東西，每天喝一點黃酒，可以緩解頸椎淤堵，加快氣血運行，還可以用黃酒煮雞蛋，裡面加一些枸杞、生薑，具有通血和固腎的作用。

第三，用羊骨頭剔乾淨肉後，把它敲碎，不用任何油鹽，炒至焦黃，然後導入白酒中（1500克骨頭，2500克酒的比例），浸泡10天。浸泡完的酒，先口服50克，然後用薑蘸酒，擦頸椎或腰椎疼痛的部位。

第四，用陳醋泡黑木耳，或者用醋、芝麻油涼拌黑木耳，可以軟化血管，清理血管中的淤堵硬塊，對腰椎間盤突出、骨刺之類有一定效果。

張小姐按照我的方法調理兩個月後，她的肩、脖子不再痛了，頭也不暈了，又調理了一段時間，月經也變得有規律了，這說明她的腎氣恢復了。

求醫錄

患者問：我有一些腰肌勞損，經常腰痛，怎麼辦？

張老師答：用甲魚殼炒黃後，趁熱浸白酒，30天後，可以喝一點，也可以外用擦患處，一般7～10天，可以治多年的腰肌勞損。

患者問：急性腰扭傷怎麼辦啊？

張老師答：可用生薑汁敷患處，做法是：取生薑洗淨切碎，搗爛絞汁於乾淨容器內，然後加入蔥頭、麵粉、白酒，調成軟膏狀，平敷於扭傷處，厚約0.5公分，再加消毒紗布，膠布固定，並覆蓋油質或塑膠布以保持溫度，每日一換，連用3～7日。

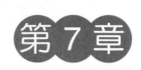

第 7 章

疑難病症
的調理

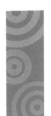

甲狀腺瘤不做手術，也能把病消

　　甲狀腺瘤的患者多數是女性，這種疾病之所以會青睞女性，與女性的內分泌系統易出現異常有關。異常情況一般會出現在兩個階段，一是7～20歲；二是35～45歲。另外，勞累、休息不好、精神壓力過大，甚至性心理壓抑得不到宣洩，也會引發甲狀腺瘤。

　　前段時間，有個朋友打電話給我，說他妹妹患了甲狀腺瘤，醫生建議手術切除，他妹妹有些猶豫，問我有沒有辦法。慎重起見，我建議他帶妹妹過來一趟，看看情況再做決定。

　　很快，朋友帶著妹妹來找我。我仔細瞭解了她的情況：朋友的妹妹35歲，在政府部門工作，平時工作比較忙，最近幾個月，工作上遇到點小麻煩，心理壓力很大。在一次體檢中，就發現了病變。很快，醫院確診是良性甲狀腺瘤，瘤長在脖子上，已經有一個桌球大小，用手觸之，很硬，有韌性，皮膚上可見微微的青筋，這應該是血管壓迫所致。

　　目前，西醫對甲狀腺腫瘤採取的措施基本上只有割除這一條路，但是這並不一定能徹底根除，因為約有70%的甲狀腺瘤，在切除掉之後還會再長。甲狀腺瘤的發生是多種因素作用的結果，如果不能進行綜合調理，是無法徹底去根的。

　　我將情況簡單地和朋友的妹妹溝通了一下，最後她決定在我這

裡進行綜合調理。秉著為患者負責的態度，我建議她先做一個月的調理，如果沒有效果，她必須要到醫院接受手術，她欣然答應。於是，我給她一組調理的方子：

第一，充分休息，穩定情緒，放鬆身心，不為煩心事所累，因為甲狀腺的疾病與情緒有很大關係。

第二，忌吃牛肉、羊肉、鵝肉、公雞肉、海鮮，特別是不能吃辣椒。

第三，每天喝3～5杯養生茶，用來促進脾胃運化，也有助於滋養腎津，調節內分泌。

第四，每天用半枝蓮、白花蛇舌草、冬瓜皮、茅根、玉米鬚、魚腥草煮水喝；每週喝一兩次綠豆煮水；田七打粉調水，外敷患部。

大概過了兩個月，她打來電話給我，興奮地說道，她的腫瘤變軟了，去醫院檢查，醫生說比原來小了1/5。不久後，她又來我這裡做了一段時間的調理，我給她用了一些中藥，腫瘤縮小到了綠豆大小。

求醫錄

患者問：甲狀腺腫瘤的發生有地域性嗎？

張老師答：按照中醫的說法，此病的發生與居處不宜也有一定的關係，久居山區、高原地帶，水質過偏，久而久之氣機運行失常，水濕內停，痰淤互結，形成癭瘤。

尋找癲癇病的 救命稻草

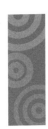

　　癲癇病的發作就好比是電線突然短路，如果能夠找出短路的根源，接通電路，病自然就痊癒了。那麼，當神經或者經脈短路的時候，會有什麼樣的外在表現呢？三根又粗又長的棕紅色毛髮就是癲癇患者的救命稻草。

　　有一次我到河南出差，半夜時火車上的廣播突然響起來：「請問哪位乘客是醫生，請馬上與乘務員聯繫，有一個癲癇患者已經昏厥，情況緊急。」我馬上找到了乘務員，在他的帶領下，我見到了那位癲癇患者。只見他口吐白沫，全身抽搐。他的父親急得滿頭大汗，見了我馬上解釋說，他的兒子患癲癇已經好幾年了，每年都要發作一到兩次，這次可能是因為旅途勞頓，加上情緒緊張造成的，情況也比以往要嚴重。

　　我先安撫好患者父親，然後讓他查看孩子的頭頂（百會穴向前）部位，是否有三根棕紅色的頭髮。不出所料，他果然發現了三根又粗又長的棕紅色頭髮，我讓他立馬拔掉，不一會兒孩子就甦醒過來。孩子情況穩定之後，我囑咐孩子的父親，回家之後找些桃花，配上枸杞、黃芪泡水喝。

　　兩年後，我接到這位父親的電話，他非常激動地告訴我，按照我的方法進行調理後，孩子已經兩年多沒有發病了。我肯定地告訴他，

以後你的孩子不會再發病了，已經斷根了。我這樣說，可能有不少人會認為我是說大話，癲癇是一大頑症，怎麼這麼容易斷根呢？

而癲癇能否徹底治癒，關鍵是找到發病的根源，我剛才介紹的這個方法，是一個很有效的土方。通常癲癇病人發作的時候，都會在頭頂位置迅速地長出三根棕紅色的頭髮；如果是女孩，棕紅色的毛髮多長在陰部的前端。當然也有不長的，那就沒辦法了。但長了，拔掉就能斷根。

長棕紅色頭髮的位置接近百會穴，百會乃百脈之會，百病所主，如果氣血在接近此處受阻了，無法通過去，就好比是電路短路，用力這麼一扯，氣血就疏通了。

我們再來說說桃花配上枸杞、黃芪泡水喝的道理。桃花對治療癲癇有一定的療效，而枸杞、黃芪泡茶可以用來補氣血，因為癲癇誘發的因素往往是身體勞累、情緒緊張所致，說得通俗點，就是氣血弱了癲癇就會發作。枸杞、黃芪泡茶補氣血，氣血足，癲癇就不容易發作。

求醫錄

患者問：如果是輕度的癲癇患者，是否不需要長期吃藥？

張老師答：千萬不要有這種僥倖心理，癲癇是一種非常可怕的神經系統慢性疾病，切不可不遵醫囑，擅自停藥。但是一定要儘量避免長期服用那些對肝、腎有傷害的藥物。

治療神經衰弱，首先要補足腎氣

現代人生活節奏快，工作壓力大，所以，神經衰弱常常與我們不期而遇，其主要表現為：易興奮、易疲勞；晚上睡不著覺、睡著了又不安穩；記憶力下降；食欲缺乏；煩躁不安、易激動等。

西醫通常會把神經衰弱當成一種心理性的疾病來治療，用一些抗焦慮、阻滯性、催眠鎮靜的藥物，其目的就是抑制神經興奮。採用這種方法治療後，表面看來是風平浪靜了，實則暗濤洶湧，因為這只是解決了表象問題，並沒有解決實質問題。長期服用此類藥物，還會產生一系列副作用。所以，結果不是問題減輕了，而是加重了。

神經衰弱患者也要注意平時的調理。神經衰弱中的「衰」和「弱」就是腎氣弱、心氣弱、肝臟的氣血不夠旺而衰。肺氣的肅降功能弱，以致大腦的血氣供應不足，腎上的津液升騰不起來，無法滋養大腦，這時患者會覺得缺少了什麼東西，腦袋空空的睡不著。

90％的神經衰弱者與腎虛有關。解決方法應該從營養入手，首先要補足腎氣，調好肝、血、心、肺，腎氣充足了，自然睡得著、睡得好。補充腎氣，應多吃應季水果，最好榨汁喝，以補充腎津。

關於補充腎津，我自製了一款水果酒（猴兒玉液），是取葡萄、蘋果、山柚等水果，在常溫下自然發酵而成，其中含有非常豐富的酶，對於滋養腎津，促進腎氣的蒸騰非常有用，能有效治療失眠，而

且是純粹的自然療法。

神經衰弱患者可按照以下方法進行調理：

第一，睡覺前，用桂圓、紅棗、枸杞，加上黃酒（也可以用客家酒釀，也叫醪糟）煮雞蛋吃，以固住腎氣，協助腎氣升騰，助人入睡。另外，也可喝一些品質好的紅葡萄酒，也有助於安眠。

第二，多吃一些能夠滋補腎氣的東西，如，黃芪、枸杞泡茶，桂圓、枸杞燉雞等。

第三，神經衰弱的人往往脾胃不好，身體消瘦，臉色差，可以用蘿蔔籽、山楂、冰糖煮水喝，有助於健脾利胃。

第四，適量運動，比如早晨運動20分鐘，晚飯過後散步半小時。另外，可以嘗試道家暖足方，泡一泡腳，如果能出一身汗，對睡眠會有很大的促進作用。

除了用以上方法進行調理外，人們還應該加強日常保健。神經衰弱的發生與心理、生活習慣是密不可分的。當心理緊張的時候，身體會產生酸性物質（就是中醫說的陰性物質），會對心血管、肝臟、腎臟機能造成阻礙。

俗話說，心病可致身病，現代人不可避免地會焦慮、會感到壓力大，因此，人們應該注重心理健康，凡事要想得開，退一步海闊天空嘛！

另外，還應該改變不良的生活習慣，少上網、少打麻將、少抽煙喝酒，以免損耗我們寶貴的先天腎氣。

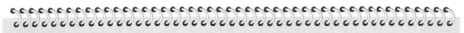

求醫錄

患者問：我平時失眠多夢，好像有些健忘，很容易把事情忘掉，是不是生病了？

張老師答：這都是你睡眠不足，腎氣不足，身體產生了紊亂的現象。平時要多休息，不要太緊張。另外，還要補充腎津，可以用花生葉一把，也叫合手，每天煮水喝，喝一兩個月，對失眠和健忘效果很顯著。

患者問：我老公每天睡覺打呼，非常響，吵得我難以入眠，您有什麼好方法嗎？

張老師答：用花椒5～10粒，睡前沖開水一小杯，連服五天，基本都可以治癒。

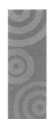

手不停地抖動，關鍵在固腎升陽

　　有些人的手會情不自禁地抖動。造成手抖的原因有很多：腎虛會抖；神經黏連會抖；受過外傷、受損了也會抖。但總體上說，不外乎氣血淤堵、腎氣不足所致。

　　前幾天，我在看一個健康節目時，看到一位40來歲的病人手抖動得特別厲害，醫生讓他在紙上畫螺旋線，他畫出的居然是鋸齒形狀。他告訴醫生，這是他們家的遺傳，她媽媽、奶奶、姐姐、弟弟都有這個毛病，而他是一個美術工作者，就因為這個毛病，葬送了他的大好前程。

　　另外，他手抖還有一個特點，喝了酒就不抖。喝第一杯酒的時候，手抖得非常厲害，要兩隻手把著酒杯，酒才不至於灑出來，可連喝兩杯後，手就不抖了。於是，他每晚睡覺前都喝一兩杯酒，但是不能解決根本問題。

　　西醫稱這位患者的情況為原發性震顫。原發性震顫是神經系統較為常見的疾病之一，又稱為特發性震顫、良性震顫。患者常有家族史，故也稱為遺傳性震顫或家族性震顫。該疾病任何年齡均可發病，平均起病年齡45歲左右，60歲以上人群患病率為1300～5050人/10萬人。

　　震顫往往是疾病的唯一症狀，以雙手的動作性震顫為特點，可伴有頭部、口面部、下頜的震顫。許多因素可以影響震顫，如饑餓、疲

勞、激動和溫度（熱水浴）等會加重震顫，睡眠時可緩解。原發性震顫患者對乙醇（酒精）的反應是特徵性的，許多患者即使少量飲酒就可減少震顫，但數小時後震顫會加重。

醫生說，他這是一種基因缺陷，影響到他腦子裡的某幾根神經，要通過電擊刺激的方法，或手術切除的方法來根治。這個病人當時不是很情願，他擔心會產生副作用，他還擔心手抖的毛病會遺傳給他的孩子，他就問醫生，有沒有一些保守的療法，但是沒有得到直接的答覆。

其實，像這位患者的情況，是可以用保守的方法來調理的。我先來說一說，手為什麼會抖？手抖的原因有很多，寒淤、氣血淤堵會抖；腎氣不足也會抖；有些人的任督二脈，任何一個不通暢就會抖。

舉個例子來說，一個長長的軟水管，你把前邊中間稍稍捏住，開始往裡面注水，水龍頭一開，水管就會像蛇一樣劇烈扭擺。不通，管子就會抖動。你把手張開，水通了以後，它就不抖動了。水管就好比是我們的經脈，而水就是氣血。經脈淤堵（手捏住水管），氣血不充盈（水壓不夠）就會造成抖動。

前面講到這個人喝了酒手就不會發抖了，這是因為酒使他的陽氣升騰上來了，氣血運行加快了，淤堵的地方、黏連的地方氣血衝過去了，自然就不抖了。還有，人體的腎氣不夠充盈，有的人先天腎氣虛弱，經脈中稍微有淤堵，氣血就衝不過去，這時候手也會抖動。剛才的這位患者臉色蒼白，就是腎氣虛弱的常見表現。

一般手抖的人多在40歲以上，那時候人的腎氣虛弱了，抖得就會很厲害。很少看到十幾歲的小孩手會抖，因為孩子的腎氣非常充盈。

我調理手抖動的方法首要就是固腎、升陽。用黃酒（或客家米酒）煮雞蛋來升騰陽氣，或用桂圓、當歸、黨參燉湯喝。

其次，調節好生活方式，平時休息好，不要過耗。有些人本身腎

氣就不夠，還加班熬夜，過度性生活，無疑是雪上加霜。

再次，就是疏通脈絡，可以用生薑（200克）、薑苗、橘子皮，加上楓樹籽、楓樹葉、樟樹葉、白酒，煮水來泡澡，發汗。用來疏通寒淤、暢通血脈。

最後，還要做一些運動：把手伸直，用手指根關節的陰勁空抓，以活動脈絡。雙手兩側伸直抖動，用來刺激末梢，使氣血運行加快。

求醫錄

患者問：我媽媽不僅手抖，下頜也會震顫，可不可以採用你說的這個方法進行調理呢？

張老師答：可以的，震顫往往是疾病的唯一症狀，以雙手的動作性震顫為特點，可伴有頭部、口面部、下頜的震顫。

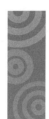調理老年癡呆要疏通氣血，扶固腎氣

五年前，一位朋友介紹一個老年癡呆症病人來我這裡調理，來的時候，這位老人的情況已經很嚴重，坐在輪椅上，手腳動彈不得，頭偏向一邊，目光呆滯。據家人介紹，這位老人是在三年前確診為老年癡呆的。醫院檢查，發現他有腦萎縮的跡象，醫生說沒有辦法了，家屬就抱著一線希望，到我這裡來看看。

我仔細觀察這個病人後，發現他的舌苔很厚，手冰涼，手伸直後會出現明顯的抖動。不過，幸運的是，這個人的胃口還不錯。

其實，癡呆症是老年人常見的病症。人上了年紀，由於耗損過度，腎氣虛弱，身體寒淤，大腦供養不足，使中樞神經無法控制身體，甚至出現局部腦萎縮的現象。輕者會出現記憶力衰退、行動緩慢、手指顫抖，嚴重的會導致目光呆滯、語言障礙、無法行動、生活無法自理等。

對於這種病的調理，我會採取疏通氣血，扶固腎氣的方法，如果患者能夠有毅力堅持，並配合調理，往往會有明顯的改善。調理的方法如下：

第一，用道家暖足方泡腳，促進大量發汗，同時補充養生茶，袪除寒氣，第一個星期每天一次，之後隔天一次。

第二，每天喝養生茶，用後天水穀之氣來滋養先天腎氣，固住腎

氣。

第三，每天喝排毒茶，用來排除體內垃圾，疏通淤堵。

第四，用柚子葉或橘子葉、楓樹葉（10個）、生薑（200～250克），煮沸後，洗頭，隔兩天洗一次，以疏通頭部氣血。

第五，用桂圓（5～10個）、紅棗（6～7個）、枸杞（20～30克）煮瘦肉湯喝，前7天每天一次，後49天隔天一次，助其腎氣升騰。

第六，每天做手指操：手指伸直，然後用力握拳，同時兩臂左右平伸、前伸、上舉各36次。刺激其中樞神經和末端神經的聯繫。

老人回去後，按照我教給他的方法進行調理。一個星期後，通過連續泡腳，使手足冰涼的情況得到有效的緩解；一個月後就可以搖頭了，講話也不那麼含糊了。

從第二個月開始，我讓他用泡澡來疏通全身血脈，一周泡兩次澡，或隔天泡一次腳；到了第三個月，他的手可以自如地握住筷子了，可以自己吃飯了；到四五個月的時候他就不用坐輪椅了，生活基本自理。

對於老年癡呆症，我調理過的患者，有發病三年的、五年的，還有十幾年的。一般在八年以內都會有明顯效果；三年以內的成功率更高；如超過十年，只能說是改善，而具體改善到什麼程度，就要看患者的堅持情況。

求醫錄

　　患者問：我奶奶今年快80歲了，平時做事總是丟三落四的，這是不是老年癡呆的表現呢？

　　張老師答：我只能說有這種可能，因為老年癡呆病人常常表現為「丟三落四」、「說完就忘」，同一問題反覆提問，但具體情況還要到醫院檢查之後才能確診。

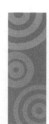

拔出寒氣，祛除風濕老病根

　　患上風濕病的根本原因是身體濕氣過重，造成身體氣血運行緩慢，而氣血運行緩慢又會反過來加重寒濕之氣的堆積。所以，拔出寒氣，加快氣血運行，乃是調理風濕之根本。

　　風濕病人最痛苦的時候莫過於早晨。早晨起來，手指僵硬，關節疼痛，活動不便，等到太陽升起來後，稍微活動一下，情況才會有所好轉。這是因為太陽出來了，身體裡的寒毒跑出來一些，病人就會感覺舒服一些。

　　幾年前幾個年輕人用竹轎子抬著一個50多歲的中年男性來找我。他患的是類風濕，這種病的危害很大，如果不能及時治療，就有癱瘓的可能。

　　當時，這個病人連路都走不了，臉色紅通通的，嘴唇發黑，如果繼續下去，就有可能發展為風濕性心臟病。通過進一步瞭解得知，此人是漁民，經常在江裡面撈蟹、打魚，江裡濕氣太大，很容易導致寒邪入侵。綜合他的情況，我給他進行了如下調理：

　　首先，用1000克生薑、1000克蔥、500克柚子皮（或橘子皮）煮一大鍋水，再往裡面加上500毫升酒，用這個水去泡澡，直到把全身泡紅為止，泡澡的過程中，要用毛巾不停地洗頭。隔天一次。一周之後，每週兩次。

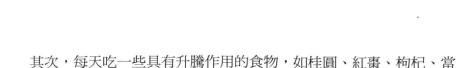

其次，每天吃一些具有升騰作用的食物，如桂圓、紅棗、枸杞、當歸、黨參、生薑煮湯煮水喝，也可以吃黃酒（或客家米酒）煮雞蛋。

這個病人堅持了三個月後，可以下床緩慢行走了，手腳變形、關節無法彎曲的現象也得到極大的改善。症狀緩解之後，他再也不打魚了，他說賺再多的錢也沒有身體健康重要。

有些人患上風濕病與住房有關。有許多人喜歡買靠江、靠海的房子，因為這種地方風景好。殊不知，這些地方往往濕氣重，最容易使寒濕進入身體，造成風濕、濕疹、濕熱之類的疾病。

調理風濕，我習慣採用的方法是洗、泡、喝。通過泡腳、泡澡，大量排汗，促使氣血運行加快，從內而外地迫使濕寒之氣從身體裡向外發散。同時，喝薑湯、養生茶、猴兒玉液以提升陽氣。

有人問我三溫暖能不能達到同樣的效果，我告訴他不行，因為三溫暖是從外部快速逼壓毛孔，雖然使人出汗，但都是表皮的寒，根本無法促使內在的氣血運行，起不到由內而外的排寒效果。

還有人問我艾灸、拔火罐行不行，通常這些方法只會在局部起到一些效果。而風濕往往是全身問題，關節、肌肉都可能有寒氣，只是局部表現得比較突出而已。如果只是解決局部問題，其他地方的寒氣還是會侵蝕過來，使風濕久治不癒。

無論是治療疾病，還是調理疾病，都不能獨立地看，不能把它拆分開來，必須從整體改善人體環境入手。風濕的調理也應該如此。

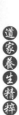

求醫錄

患者問：我患風濕性關節炎好多年了，請問這種病需要忌口嗎？

張老師答：一般說風濕性關節炎患者可以食用任何食物，不必忌口。只是在急性期或急性發作，關節紅腫灼熱時，不宜進食辛辣刺激的食物，久病脾胃虛寒者少食生冷瓜果及蝦、蟹之類。

白血病的調養方法

　　七年前，一個20歲出頭的女孩被診斷為白血病。當時，這個女孩正在讀大學三年級，精神壓力特別大，加上功課緊，使她的身體異常虛弱。經人介紹，這個女孩找到我，問我該怎麼辦？

　　我對她說：「你最好休學半年，回家好好休養，學校功課緊，又沒有人照顧，對病情的恢復是非常不利的。」然後，我叮囑她要積極配合醫院的治療，同時要注意日常調養。我給她開了一組調養的方子，讓她回家照著做。

　　第一，當歸、黃芪、黨參、枸杞、淮山、太子參均量，燉豬瘦肉湯吃，或者直接煮茶，或者煮黃酒，一天兩次，大概21天的量，用來滋養腎津、調理脾胃。

　　第二，每月至少燉四次雞（每週一次），清燉，燉的時候加一點兒山藥、枸杞，也可以用烏雞，再多加點兒花生米（帶紅衣），用以滋養腎氣、養血。

　　第三，每次飯前吃21粒帶紅衣的生花生米，早、中、晚各一次，用於補血。或用花生衣30個左右加一些枸杞、紅糖煮黃酒，或用黃酒煮雞蛋的方法都可以。

　　第四，常吃用天冬門30克、豬瘦肉100克、白米100克煮的粥，可以補血。

　　第五，定期泡腳，每週三次，或每週泡一次澡。可採用道家暖足方和道家清和浴來增加排汗，使身體收攝、運化和代謝加快，達到疏通血脈、打通淤堵的目的。

經過半年的治療和調理後，女孩給我打來電話，興奮地告訴我，她的身體出現了本質的變化，白血球的量恢復了正常，各項指標也下來了。接著，我鼓勵她繼續堅持，好好鞏固現有的成果，放鬆心情，改變不良的生活習慣，注意休息，並給她開了一些持續調理的方子。至今，七年過去了，這個女孩依然健在。

中醫認為，白血病主要是因腎氣不足，運化不到位，以致虛勞，造成肝臟造血、脾胃攝血、肺部肅降功能紊亂而造成的病症。另外，血運不暢，淤阻脈絡，也是不可忽視的原因。

有人曾問我這樣一個問題：為什麼現在的白血病呈現增長的趨勢呢？據我觀察，原因主要有以下幾個方面：

首先是環境的污染嚴重，比如空氣污染、裝修污染、化學毒素，都會造成血液的餘毒，破壞肝和骨髓的造血功能。

其次是現代人精神壓力、工作壓力過大，過度勞累會造成身體虛勞，腎功能衰弱。

求醫錄

患者問：白血病有什麼方法可以調理呢？

張老師答：天冬門（或麥冬）、當歸、黨參、枸杞各30克，豬瘦肉100克，白米100克煮粥，可以補血；西洋參15克，淮山30克，紅棗20枚，烏雞500克左右一隻，加入生薑燉湯；也可以用紅皮花生衣，加紅棗泡茶喝。

第8章

日常生活
調理

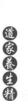
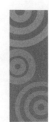

痛則不通，通則無病

　　人體就如同一架複雜的大機器，機器運轉有序，身體就處在健康狀態，一旦線路出了故障，不通暢了，就會導致部分身體機能癱瘓，甚至是牽一髮而動全身，正所謂「痛則不通，通則無病」。

　　我們說所有慢性病，都是身體內在原因及生活環境造成的。我們常聽人講，酸性物質是身體健康的大敵。而所謂酸性環境，往往是吃了過多腐敗的食物，如肉類、魚類、海鮮，在身體產生過多的垃圾。

　　垃圾多了，身體就會出現障結，阻礙氣血運行。垃圾堵在哪裡，哪裡就會出問題，引發類風濕、關節炎、皮膚病、癌症、心血管等疾病。我們叫「百病歸淤」。

　　我們調理慢性病，核心就是要解決淤和堵，從整個內部環境入手解決，比如要促進排汗、排尿、大便通暢，繼而達到氣血通暢。通暢自然就不堵了，也就沒病了。

　　是指汗液通、大小便通、氣血通、痰液通，只有做到這五通，身體才能健康。如果五不通，就會致使寒氣、毒素淤塞，導致慢性病發生。在這一節，我將總體地來講一講調理五通的方法。

1. 汗液通

　　汗液排毒是人體最大、最直接的排毒方式，人通過出汗把身體黏

液中的毒素排泄出來。如果汗腺不通，人體的黏液酸性、毒性就會加重，這就如同一潭死水，時間久了就會變質發臭，從而導致皮膚病、亞健康，甚至是心血管疾病、癌症的發生。

現代人普遍缺少運動，夏天又喜歡待在冷氣房裡，所以汗液排泄很容易出問題，導致身體的運化功能、升騰代謝出現障結。那麼，如何才能促進排汗呢？不妨嘗試道家暖足方和道家清和浴，可以讓人出汗出得痛快淋漓。另外，在出汗的同時，需要及時補充水分，通過排汗和補水，就可以把淤積在身體裡的「死水」替換成新鮮的、有營養的活水。

道家暖足方和道家清和浴的排汗方法是發揮食物精華的滲透性，從內而外促使人體氣血運行加快，以達到自然排汗的目的。

2.小便通

小便不暢會出現尿頻、夜尿、尿少、尿不淨、尿痛等症狀，其原因不單是膀胱系統出問題，而是腎元、腎氣虛弱的表現。為什麼老人小便時間久、散落，而小孩小便強勁有力呢？就是因為老人的腎元不如小孩充足。尿頻、夜尿則是腎元的固攝能力不強所致。

小便不暢可用排毒茶來促使排尿，它可以促使身體中的毒素通過尿液排出體外。有些人喝完排毒茶之後排尿，會發現尿液呈現黃色，且有泡沫，這說明身體中的毒素被排出來了，堅持喝一段時間，尿液就會變清澈。

3.大便通

大便也是人體的主要排毒方式，它不僅能夠排除胃腸消化食物的垃圾，還能把器官臟腑中的毒素排出來。大便不通也叫「便秘」，有

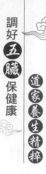
的三五天，甚至一周才解一次大便；有的排便困難，大便乾結。便秘雖不是什麼大病，但危害是不可忽視的。

大便不通會引發腹脹、食欲缺乏，還會導致排毒功能受阻。對女性來說，大便不通會增加體內毒素，導致新陳代謝紊亂、內分泌失調及微量元素不均衡，出現皮膚色素沉著、瘙癢、面色無華、毛髮枯乾等症狀。

對於大便不通的情況，建議可喝排毒茶。如果喝了排毒茶後，大便呈現黑色、焦黑，並帶有很多黏液，這都是好現象，這說明身體中的寒淤、毒素被排出來了。

4.氣血通

氣血通包括先天之氣和後天之氣通暢。先天之氣是指腎氣，後天之氣是指脾胃的食穀之氣。氣血是不能分開的，兩者之間可以不斷地轉換，總之是氣斷則血停、血盡則氣亡。對於氣血不通的情況，可以通過以下方法來調理：

首先，適當增加運動，可多泡腳，增加體內的氣血運化；多排汗，排出血液中的垃圾。

其次，多吃一些增進脾胃運化的東西，如山藥、養生茶、糙米。

再次，提高睡眠品質。中醫說肝養血，睡眠好，肝就能養好。

最後，固住腎氣。多吃一些生陽的東西，如枸杞、桂圓。同時減少虛耗，注意勞逸結合，合理性生活，以免造成虛耗。

5.痰液通

五臟中的毒素除了通過汗液、大小便排出外，還可通過痰液排出，比如咳嗽和咳痰。通常人們一發現自己咳嗽、咳痰就很緊張，其

實咳痰是一件好事。身體裡含有痰濕，如果這些痰濕排不出來，就會發展為皮膚病、上火、潰瘍，甚至是癌症。

另外，唾液、眼淚、鼻涕也能排泄身體裡的廢物，眼淚可以排出肝部毒素，而鼻涕是淋巴排毒與身體排寒的現象。

求醫錄

患者問：我小便不暢，平時氣血也不太好，該如何調理呢？

張老師答：可以通過排毒食物促進身體排毒，還可以喝排毒茶，強化脾胃運化，滋養、固住腎氣，加快排尿。

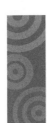

多排汗，身體才能健康

　　汗是人體天然的養生師，排汗可以帶走身體裡的毒素，讓你的身體保持健康。相反，經常不出汗，身體循環就會受到影響，內分泌也會出問題。

　　兩年前，張女士來找我。她說不知道怎麼回事，總是精神不振，手腳冰冷，還有痛經，去醫院檢查，醫生說是內分泌出了問題，吃了些藥，也不見好轉。張女士雖然只有30多歲，但臉色蒼白，臉上、手上長滿了斑和皺紋，像個半老徐娘。

　　簡單瞭解了她的情況之後，我問她：「你平時愛出汗嗎？」「出汗？我已經很長時間沒出汗了！我不怎麼愛動，天氣熱的時候，就躲在冷氣房裡，根本不會出汗。」於是，我對她說：「你的問題就是出汗太少了，不出汗，體液中的垃圾就無法排出，就會造成體內寒氣淤堵。」

　　她又問我，「那我這個情況該怎麼辦呢？」我笑著回答：「容易！——多出汗，多排毒，就好了。」我給她推薦了兩種促進排汗的方法：

　　首先，吃一些升陽的食物，早晨起來先不要吃飯，用薑、蔥和紅糖煮水吃。

　　其次，每隔一天泡泡腳，用薑、橘子皮、香蕉皮、花椒煮水，先

蒸後泡，之後，喝養生茶，補充水分。

半個月後，張女士給我打來電話，言語中透露出喜悅之情，「你這一招還真管用，早上一吃薑，全身就冒汗，泡腳更是舒服，出汗的感覺真好！」我叮嚀她，以後不要總待在冷氣房，要到戶外多運動運動，她欣然答應了。

沒過多久，她又打來電話，不解地問我：「我沒做美容，最近卻發現皮膚變得細膩光滑了很多，這是為什麼呢？」我解釋說：「因為汗液幫你把身體裡的毒素排出來了，無毒，皮膚自然變好了。」

現代生活，冷了有暖氣，熱了有空調，日子是舒服了，我們的身體卻向我們提出了抗議。常用空調和暖氣，會破壞人體自身的調節能力，汗排不出來，就會使身體中的黏液變酸、變毒，最終引發疾病。

所以，我想提醒人家，千萬不要以為長期待在冷氣房裡是好事，它正在悄悄地讓你的身體發生變化哦。

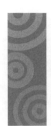

皮膚病
不是皮膚的病

　　有人說我喜歡故弄玄虛，不按常理出牌，別人看病是哪裡有病醫哪裡，而我是專挑沒病的地方調理。

　　兩年前，有一位60多歲的阿姨來找我，她患牛皮癬20多年了，手臂、腋下、背部、胸部、大腿兩側都出現了不同程度的問題，皮膚看起來就像斑馬一樣。

　　她告訴我說，她去過很多地方，也看了很多醫生，其中不乏名醫，都沒有治好。我問她，是怎麼治療的呢？她苦惱地一笑：「還能有什麼辦法，就兩招，一招吃藥，不是西藥就是中藥，還有一招就是擦藥，擦完西藥擦中藥。」

　　我看這位阿姨的表情就知道她對自己的病已失去了信心，到我這裡來，不過是碰碰運氣。於是，我問她：「你覺得這病能看好嗎？」果不其然，她不假思索地回答：「我看難哦，這病就是個死灰復燃的病。」「你的問題不在皮膚上，而是在身體內部，我試著幫你調理一下吧，我們先用自然調理法——泡澡。」

　　「用藥都不能治好，泡澡就能治好？！」阿姨臉上寫著不信任。

　　當天，我用自然調理法給她泡澡。泡完後，水面上漂滿了厚厚一層的皮屑，她身上也血淋淋的——她一邊泡一邊抓。泡完之後，我讓她大量喝水，第二天再來。

就這樣堅持了七天，她身上的傷痕全部結痂了；十天左右，她背也不癢了，但都跑到腰上了，就是脊椎這塊。我本打算給她用一些排泄藥，可她的身體狀況不容我用藥。

第一，她患有低血壓，血壓只有90～70毫米汞柱，很多排泄藥不能吃；第二，她患有糖尿病，一直在吃藥。沒辦法，我只能用最簡單、最保守、最安全的治療方法——泡澡、喝排毒茶。我讓她在堅持泡澡的同時，喝排毒茶。

這樣大概堅持了近兩個月，她的牛皮癬就大大改善了，看起來，整個人年輕了許多，因為她幾乎是重新換了一次皮膚！我跟她開玩笑說，這叫舊貌換新顏，枯木又逢春。這位阿姨樂得合不攏嘴。

由於她家離得比較遠，我見她皮膚病基本康復，就讓她在家裡自行調理。我叮囑她平時多吃一些生津液的東西，比如水果、蔬菜，但肉食少吃，特別是在恢復期，羊肉、牛肉、鵝肉都不能吃，鯉魚不能沾，海產品要遠離，還有高蛋白的食物不能吃。

又過了三個月，她特意來拜訪我，興奮地告訴我，她的低血壓、糖尿病也調好了。對於身體的這個變化她十分納悶：我是來治療皮膚病的，怎麼能把這些病也給治好了呢？

我告訴她，雖然表面看來你的問題出在皮膚上，實際上是因為內在（淋巴系統的排毒功能出現了問題，或臟腑中出現了病變）的毒素不斷往外冒，聚集過多，就通過皮膚釋放了出來。

聽了我的解釋，她感歎道：「看來這個皮膚病真的不是表面的問題，原來是裡面的問題啊！難怪我一直治不好呢。」

調好五臟保健康

道家養生精粹

求醫錄

　　患者問：我兒子最近有些過敏，怎麼辦？

　　張老師答：他的體液中酸性物質太多了，多喝一些水，最好是甘蔗水三大杯，滋養腎液。

　　患者問：我最近得了蕁麻疹，有什麼治療方法嗎？

　　張老師答：你就用金銀花、甘草、黃芪、黨參泡水喝，可以解血液毒和肝毒，滋養腎氣，一個星期後應有效果。

排毒讓黏人的濕疹一去不復返

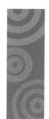

　　濕疹表面上看是細菌感染引起的，但本質上還是來源於身體內部的因素，主要有兩個方面：一方面是因為身體體液中酸性、寒性垃圾過多，超過了臨界點；另一方面是體內某些器官排毒所致。

　　濕疹是一種非常普遍的疾病，這與濕熱的天氣密切相關。幾年前，一個年輕人因患濕疹來找我。這個年輕人是一個業務員，因業務需要，特別能喝酒，一次能喝七八瓶啤酒，沒過幾年，他手上就莫名其妙地起了一些水泡、紅點，然後星星點點地向上蔓延，最後延伸到上肢、下肢、肚子，癢得他徹夜睡不著覺。

　　到醫院檢查，被診斷為濕疹，醫生說是真菌感染或者免疫系統異常引發的，給他開了一些西藥和一些外用藥膏，開始還挺管用，可過不了多久，濕疹又捲土重來，而且有愈演愈烈之勢。年輕人看西醫不行，又去看中醫，拿了一大堆中藥回來，吃了兩三個星期，效果還是不明顯。後來，通過朋友介紹，他就來到了我這裡。

　　在調理之前，我先向大家介紹一下濕疹。濕疹表面上看是細菌感染引起的，但本質上還是來源於身體內部的因素，主要有兩個方面，一方面是因為身體體液中酸性、寒性垃圾過多，超過了臨界點造成的；另一方面是體內某些器官排毒所致。總的說起來，濕疹的誘發因素主要有以下幾種情況：

1.肝臟虛弱之時，就可能會有濕疹，特別是持續性、對稱性生長的濕疹，往往發生在體弱、勞累、喝酒損傷肝臟後，這是肝臟排毒的自發現象。這種情況最好到醫院做一下肝臟檢查。

2.工作忙碌、精神緊張的時候也容易突發濕疹，因為當人高度緊張的時候，身體的體液、血液中會產生大量酸性毒素，從而誘發濕疹。

3.人體排汗不通暢時，體內熱毒淤積也會造成濕疹。

4.環境問題，住在濕氣很重的地方，人容易患上濕疹。環境濕熱，導致黏液中的濕毒、寒毒淤積，這種情況不但會造成濕疹，還會導致類風濕。

現在我再來說說這個年輕人之所以會患上濕疹，應該與他愛喝酒有一定關係。飲酒過量，會對肝臟造成一定的損害，從而誘發濕疹。針對他的情況，我建議他採用如下方法進行調理：

第一，養成良好的習慣，要休息好，保證充足的睡眠，放鬆心情，不讓自己過度勞累與緊張。

第二，從排汗入手，連續用道家暖足方泡腳一個星期，然後隔天泡一次。泡的時候務必大汗淋漓，同時大量補充養生茶。

第三，平時多吃水果、養生茶，以補充人體所需的津液。

第四，每天喝排毒茶，促進肝臟、腎臟排毒，通過尿液排出體內毒素。

當天，年輕人按照我說的方法泡了一次腳，大汗淋漓，又喝了些養生茶、排毒茶。之後，他明顯感覺到瘙癢減輕了。他喝了排毒茶後，小便時尿液呈現出深黃色，並伴有大量泡沫，這說明他體內有酸毒。

兩個星期後，年輕人打來電話，說濕疹全部消失了，皮膚也變得細嫩了。我叮囑他，以後一定要注意休息，不要喝太多酒，平時要隔兩三天喝一次排毒茶，一個星期泡一次腳，確保身體的毒素不淤積。

這樣不僅能防治濕疹，還能降低其他疾病的發生機率。

求醫錄

患者問：我的濕疹被您調理好了，以後還能喝酒嗎？

張老師答：濕疹期間要禁食酒類、辛辣刺激性食品，避免魚蝦等易於產生酸性垃圾的食物，即使調理好了，這些食物也要儘量少吃少喝。

患者問：上次我的皮膚濕疹給你治好了，我有一個朋友也是濕疹，用你上次給我的調理方法行嗎？

張老師答：不能這樣，同樣是濕疹，但因素很多，可能是體液，也可能是其他臟腑的毛病，要讓他來我這看一看才知道。（後來經證實，這個朋友是肝臟小三陽，我幫他調好了肝臟，濕疹就消失了，他的濕疹其實是肝臟排毒。）

患者問：我的手上起了一些濕疹，也不大，去醫院又覺得麻煩，您有方法嗎？

張老師答：可以用樟腦丸放在陳醋中，浸泡兩三天，然後搗爛，用陳醋擦患部，每天三次，有奇效。

患者問：我的陰部有一些濕疹，怎麼解決？

張老師答：就用魚腥草煮水洗患處，即可。男女一樣。

甘蔗汁和金銀花祛除青春痘

　　青春痘是青春期陽氣上揚的表現，腎津不足，就會長痘痘。甘蔗汁能滋養腎津，金銀花可以清除熱毒，常常服用，青春痘就會乖乖被降服了。

　　青春痘給年輕人帶來不少煩惱。按照西醫的說法，青春痘是青少年時期常見的炎性皮膚病，發病的因素包括不良飲食、內臟功能紊亂、精神緊張、體內缺鋅等，而直接的原因是青春期激素分泌水準增高、皮脂腺分泌增多、毛囊內細菌分解、毛囊口發炎所致。

　　從中醫的角度來看，青春痘主要與內分泌有關，多屬於肺胃濕熱較盛。過食辛辣刺激、煎炸油膩之品，或嗜食甜食都可助濕生熱，促使痘痘產生。

　　其實，長青春痘本身不是什麼壞事，這是身體發育階段，陽氣升騰的一個外在表現，不過，它確實影響美觀，特別是對於愛美的年輕人，一臉的痘痘不僅看起來讓人不舒服，還會傷自尊。

　　小方是我一個好友的兒子，今年16歲，從今年年初開始，臉上陸陸續續冒出一些「不速之客」，起初只是三三兩兩，發展到最後，就成片了，紅彤彤的，既難看，又瘙癢難耐，吃了很多藥，痘痘卻沒有被降服，而且還有越長越旺之勢。後來，他帶著兒子來我這裡做調理。我給他一組很簡單的方子：

第一，用金銀花煮水，清洗患部。

第二，用陳醋薰蒸患部。

第三，多喝甘蔗水。

第四，調理期間，儘量不要吃發物，比如羊肉、牛肉、海鮮之類。

拿到這個方子，小方還有點不屑一顧：「張叔叔，我吃了那麼多藥，都沒治好，你這兩下就能行？」「行不行，你試試就知道了！」小方半信半疑地拿著方子走了。

大概過了一個多月，小方又來找我，「張叔叔，你太神了，你看我臉上的痘痘全沒了。這是怎麼回事呢？為啥吃藥都沒你這幾招有效呢？」「因為沒找到根唄，青春痘是人們青春期陽氣上揚的表現，腎津不足，就會長痘痘，我教給你的方法，看似簡單，卻十分對症，甘蔗水能滋養腎津，金銀花可以清除熱毒，所以，你的痘痘自然就乖乖地降服了。」

「看來，應該叫你降痘大師，以後我叫我的同學都來你這裡調理。」看著小方臉上綻開的笑容，我十分欣慰，助人是快樂之本嘛！

求醫錄

患者問：我有好多同學都長青春痘，雖然我還沒長，但是我很害怕自己的臉上也長滿痘痘，有沒有預防的方法呢？

張老師答：有的，適當補充維生素可以預防青春痘，特別是補充維生素A能有效控制皮膚皮脂腺分泌，富含維生素A的食物主要有黃豆、茄子、蘿蔔、菠菜、大蔥、胡蘿蔔、南瓜、番茄等。

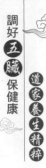

除腳氣，先排毒

西醫常把腳氣當做炎症來治療，認為是細菌感染所致，於是多用一些殺菌的外用藥物，在用藥之後，情況會有所好轉，但過不了多久，腳氣又死灰復燃，大有野火燒不盡，春風吹又生的態勢。

其實，細菌感染只是外部表像，腳氣是人體內臟毒素的積累所致，比如肝上的毒素、體液的毒素，都可能以腳氣的方式排出來。身體裡有了毒素，排出來就是好事。如果毒素越積越多，又排不出來，就會毒害人體的內臟。要是內臟器官生了病，麻煩就大了。

普通腳氣的處理，我一般用保守療法。平時可以用薑、柚子皮煮水來泡腳發汗。腳洗乾淨以後，一定要用毛巾擦乾，保持腳的乾燥；多吃一些清涼解毒的食物，可以用菊花、金銀花、茅根、苦瓜葉之類的東西煮水喝。

幾個月前，我的一個朋友來我這裡看皮膚病，朋友不僅長有濕疹，還有很嚴重的腳氣。通過仔細觀察，我發現這位朋友面色發黑，眼球混濁，手掌發黃。據此，我推測他應該患有肝病，於是，我問他，是不是肝功能不太好。

朋友很納悶地看著我：「老張，我讓你幫我調理濕疹和腳氣，你問我肝好不好做什麼呢？」「你的濕疹和腳氣是外在表現，實則應該是你的肝臟出了問題。」聽完我的解釋，朋友明白了我的用意，告訴我，他是小三陽，就是肝炎病毒的帶原者。

找到了問題的癥結，解決起來自然就水到渠成了。只要調理好肝

臟，濕疹和腳氣自然就能痊癒。如果不明情況，用各種藥物對腳氣亂治一通，不僅治不好腳氣，還會使肝臟的排毒通道受到阻塞，使身體越發糟糕。

朋友在我這裡大概調理了兩個多月，肝功能有了一定的改善，各項指標基本恢復到正常值，在這個過程中，腳氣也無藥自癒了。

求醫錄

患者問：我想問一下，有腳氣病需要忌口嗎？

張老師答：患有腳氣，勿吃容易引發出汗的食品，如辣椒、生蔥、生蒜等。

盜汗是因為月子沒坐好，寒氣侵蝕了脾、肝

　　前幾年，一位姓鐘的女士來找我，此人二十八九歲的樣子。「我經常出汗，稍微一動就一身汗，而且出了汗之後人就發暈，這是怎麼回事呢？」我仔細觀察來人：臉色較差，耳朵發暗，嘴唇偏烏，鼻子上毛孔很粗，有很多黑頭。

　　盜汗的發生應該有一定的根源，於是我問她：「這種情況是從什麼時候開始的呢？」「已經有五年了，生完孩子就這樣了。」「那說說你坐月子的情況吧？」因為我推斷她的盜汗十有八九是坐月子時落下的。

　　她告訴我，月子沒坐好。當時經濟比較困難，坐月子的時候沒好好休息，老公忙生意，公婆不在身邊，自己又是洗衣服，又是煮飯，那時她就已經感覺腰酸背痛，等坐完月子，手就一直冰涼。

　　詳細瞭解她的情況後，我告訴她：「鐘女士，你的盜汗與月子沒坐好有直接關係，這是寒氣侵蝕你的脾、肝造成的，你現在應該還會經常腰痛。」她使勁地點了點頭，「是啊，腰酸、腰痛，很不舒服。我以前的身體很好的，不知道現在怎麼搞成這個樣子了？」

　　我解釋說：「你腰酸腰痛說明腎臟虛弱，身體就像一部機器，要時常保養，才能經久耐用，你以前身體好，可不代表現在身體就一定

好。」於是，我給她一些調理方子，分為三個階段：

第一周，吃一些暖體的東西——用阿膠燉黃酒，每天吃一次。

第二周，用桂圓、當歸加一點黨參、枸杞、紅棗，用酒釀煮來喝，吃半個月左右。

三周後，浮小麥（能浮在水上的小麥，就是瘦小麥）、貢棗12枚，每天煲茶喝，喝45天。

另外，我還叮囑她，在調養的時間裡千萬不要吃寒涼的食物，如冰棒、冷飲、霜淇淋等。

鐘女士嚴格按照我的方法做了，過了兩周，也就是用到第二組方子的時候，以前睡覺容易出汗的現象明顯不那麼嚴重了。我要她繼續堅持，直到不出虛汗再停止，以後每天早上用溫水加一點蜂蜜、生薑喝，另外，可長期配合服用養生茶。

求醫錄

患者問：盜汗不就是愛出汗嗎，這也是病嗎？

張老師答：是的，盜汗也是病，因為它是腎臟虛弱，收攝力降低，無法控制的排汗現象，盜汗會讓人身體的營養成分快速流失。

會「降火」，吃什麼都不「上火」

人體氣血的運轉就像燒開水，灶膛裡火越燒越旺，水壺中的水（津液）就會變成氣體，用以提供人體所需要的能量。假若灶膛裡的火苗很旺，而水壺中卻沒有水（津液）了，人就會上火，所以說，「百火皆因津液不足」。

我們通常說的「上火」是中醫術語，是指人體陰陽失衡，內火旺盛。所謂的「火」是形容身體內某些熱性的症狀，而上火就是人體陰陽失衡後出現的內熱症。簡單地說，上火就是津液不足。

人體的津液包括腎津液、肺津液、脾胃津液、唾液等，五臟六腑都有自己的津液。其中腎臟的津液是最根本的，五臟六腑的津液也可以互相借調，某個臟腑的津液不足了，也會調用其他臟腑的津液。

「火」可分為「實火」和「虛火」兩類，大部分人上火都是虛火，是因體內津液不足造成的上火。可能有人會覺得不就是上火嘛？沒什麼大不了的，多喝些涼茶、冷飲，很快就會好的。

用這種方法只能解決表面問題，治標不治本。因為涼茶、冷飲只是把人體的火氣暫時壓住了，如不及時補充津液，過不了多久又會上火。所以會越喝涼茶、冷飲越上火，而且長時間喝這些降火的東西還會損傷腎臟，損傷人體的陽氣。因此，要想徹底「滅火」，還得補充津液。

一次，一位朋友請我吃飯，在飯桌上這位朋友就抱怨開了：「我工作努力，可就是和同事關係搞不好，這次年底考評績效，就因為這個又評個大丙，這已經是第三年考評丙等了，真氣人！」我呵呵一笑：「最近是不是就因為這個上火了？」「您怎麼知道啊？」朋友一臉的疑惑。

「你的火都燒到眉毛了，我還看不出來嗎？」我開玩笑地說。「是啊，最近吃點熱東西也上火，覺也睡不好，喉嚨發乾，還痛，真是倒楣透頂！」

在生活中，恐怕像我這位朋友這樣的大有人在。現代社會是一個「壓力鍋」，人們的工作、生活、課業都非常緊張、繁忙，在充滿競爭和壓力的環境下，很容易上火。那麼，一旦上火，該如何「滅火」呢？

第一，化解工作壓力，化壓力為動力，快樂生活，快樂工作，放下心理包袱，不要經常熬夜，一定要保證充足的睡眠。

第二，如有口腔潰瘍，就用大量枸杞泡水喝，可以升津；也可以用鹽水漱漱口，有消炎作用。

第三，上火期間多喝些水果汁，也有助於生津。

第四，若眼睛乾澀，可用一些白菊花或金銀花加上枸杞泡茶喝。另外，用我們介紹的養生茶代替平時的茶飲，也能去火。

第五，平時口裡咀嚼用的津液，不要吐掉，舌頭攪動後，吞下去。

我的朋友按照我教給他的方法，進行了三天。第三天，我在街上偶遇這位朋友，朋友高興地說：「張老師，您給我的這個方法還真管用，現在我就是吃煎炸的東西，也不上火了。」我微微一笑：「這就是你津足了，津足則氣足，那些炸的東西也就不會把你怎麼樣了。」

上火肯定要降火，這是自然的，但有些人一發現自己上火，就急著降，其實，這是錯誤的。平時偶爾上火、牙疼、扁桃體發炎，這是

好事，因為這些都是身體的警報系統，只有身體出了問題，它們才會表現出來。上火也是在告訴我們，身體透支了，該好好調一調，休息休息了。

求醫錄

患者問：我上火牙痛，醫生說我患有牙周炎、牙齦炎，該怎麼辦啊？

張老師答：取100克綠豆，竹葉50克，加水1000毫升，煮15分鐘，一天喝兩次，兩天左右就能好轉。

患者問：鼻子經常出血怎麼辦？

張老師答：這是肺的肅降功能減弱，導致氣血上溢，造成鼻子出血（天天流一點）。我們一般用茅根煮水，超市就能買到，鮮品250克（或乾品100克），一天喝兩次，一兩天可解決。

小傷小痛小妙方

　　生活中，受傷是常見的事情。出血、淤青是其中比較常見的兩種情況。碰到這種情況，一般沒有傷筋動骨的話，通過調理，用不了多久就能恢復。

　　當然，如果條件允許的話，一般的小傷，比如破了一點皮、出了一點血，最好是到醫院或者藥店買些雙氧水（過氧化氫）、創傷藥、OK繃，簡單處理一下。我在這裡要講的是，就近沒有醫院、藥店、傷藥的情況，該如何處理？

　　如果沒有出血，只出現了淤青，不要著急處理，半個小時之後再做處理。處理的方法也很簡單，你可以到廚房找一片生薑，蘸酒擦淤青之處，然後用薑和馬鈴薯搗碎，敷在傷口上。有助於散淤散結、消腫。

　　如果腫脹得比較嚴重，你可以拿吹風機，對著腫脹的地方慢慢轉著圈加熱，同時拿度數較高的酒擦淤青處，一邊吹一邊擦，反復進行，一般一兩天就能消腫。

　　如果出現了出血情況，首先用棉花棒把傷口清洗乾淨，然後用度數較高的白酒消毒一下。再用茶油、芝麻油、花生油，塗抹傷口，加快癒合。在受傷期間最好不要吃發物，如牛肉、羊肉、海產品之類的食物。

　　如果是在野外，比如在山上採藥、或在田間勞動，不小心受傷出血了，可以找一些茶樹、毛竹，刮下表皮上白色的粉末來止血；或是

找一些樟樹葉、薺菜葉，用嘴嚼爛，塗抹在傷口上也能止血；還有將紅薯葉、花生苗嚼爛了，敷在傷口上也能止血。

有時候傷口處理不好，會感染，造成紅腫、流膿。這時可以用蜂王漿塗在傷口上，然後拿紗布蓋住傷口，這個方法對拔毒和消炎都很好。如果在田邊地頭，可以在田邊找一些犁頭草，找來搗爛敷在傷口周邊。

如果身邊無一物，傷口流血了，怎麼辦？俗話說，天無絕人之路，實在不行，還可以用唾液。唾液具有消毒、止痛的效果，平時我們可以看到有些小動物在受傷之後，會用舌頭舔自己的傷口，就是這個道理。

求醫錄

患者問：我想問一下，如何判斷是否骨折？

張老師答：若傷處疼痛劇烈，局部腫脹明顯，有皮下瘀血、青紫，出現外觀畸形，就有骨折的危險。另外，骨折的人一般多有功能性障礙。

患者問：我燒開水的時候燙傷了，您有沒有處理方法？

張老師答：如果有破皮，可以用香油和蜂蜜按照6：4的比例，煮1分鐘塗抹，傷處可以止痛，療傷效果奇佳，而且不會潰爛，不留痕跡。如果沒有破皮，可以用香油、陳醋、蜂蜜按照5：1：4的比例混勻後塗抹。

患者問：我的手上次給劃破了，很久都好不了，無法癒合，有沒有什麼辦法？

張老師答：用紗布包住豆腐渣，敷在傷口，可以加快癒合。

患者問：燒傷該如何處理？

張老師答：先把馬鈴薯煮25分鐘，然後把馬鈴薯皮剝下，裁成與傷口一樣大小，敷在傷口上，用消毒紗布紮緊，3～4天即可見效。

患者問：我一個朋友腳有一些凍傷，有什麼好方法？

張老師答：把一個白蘿蔔切成兩截，將切開的斷面烤熱，擦凍傷處，切掉斷面再烤熱、再擦；也可以用薑代替蘿蔔。

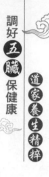

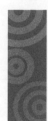

傷筋動骨
不用100天

　　人們常說：傷筋動骨100天。用以說明骨傷恢復之慢。漫長的恢復期對病人來說確實是一種折磨。要想儘早恢復，靜養是不可少的，若再加上食補來增加骨頭生長所需要的營養，恢復自然指日可待了。

　　我在山裡長大，經常會遇到不小心碰傷、跌斷骨頭的情況。碰到這種情形，大部分人都要去醫院，現在醫院裡有一套完整的接骨、固定方法。所以，怎麼接骨這裡不講，我要講的是骨傷後期調養的方法。

　　幾年前，一個45歲左右的男子在山上砍柴，不小心跌到廢棄的礦井裡面，礦井很深，造成了他腿部粉碎性骨折。去醫院後，醫生給他打了石膏，做了固定，就讓他回家慢慢調養。

　　由於他是粉碎性骨折，要他休息這麼長時間，實在是難熬，一方面腿部的傷很痛，另一方面家裡就他一個勞力，躺太久也不行。於是，他找到我，問我有沒有好方法讓他快點好起來。當時醫院沒有給他開很多的藥，只是讓他靜養。

　　我結合他的情況，制定了一套調理方法。

　　第一，在家裡靜養，不要亂動，一定要在床上平臥。

　　第二，不要亂吃東西，特別是發物，比如羊肉，還有，寒涼的東西千萬不能碰。

　　第三，每天用龍骨加上田七15～20克燉湯吃，這會加快骨頭修復

速度。

第四，除了龍骨湯外，還可以燉點小雞、做一些烏魚湯吃，這也能幫助加快恢復。

他按照我說的方法堅持了一段日子，大大縮短了骨頭癒合的時間。骨頭癒合之後，我讓他再養一養，平時多用吹風機旋轉地吹患部，有助於疏通氣血，促進脈絡的恢復。沒過多久，他就可以下床活動了。

現在很多人喜歡戶外運動，登山是深受喜愛的運動之一，出現跌傷、骨折時有所聞。在野外活動時出現骨傷，正確的處理對日後的恢復是非常重要的。出現這種情況，首先不要貿然搬動患者，骨折後千萬不可走動，可以拿兩塊硬板（兩塊剖開的竹片最好），把受傷的腿或臂夾住，兩邊用繩子紮緊。然後做個簡易擔架把傷者抬下山來，到就近的醫院處理。

如果出血不止，又沒有帶傷藥，該如何處理呢？可以用山上的茶樹、毛竹刮下上面的白灰來止血，也可以把香煙燃盡的煙灰敷上去，或者用山上的馬齒莧嚼爛，敷在傷口上，都能有止血的作用。

求醫錄

患者問：我剛動手術，有方法可以加速傷口癒合嗎？

張老師答：你可以買一條烏魚（也叫生魚），洗淨，去鱗，切成段，放胡椒、生薑，煲40分鐘左右，煲成牛奶狀的湯汁，連吃三五次，對傷口癒合極佳。

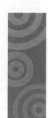
補足津液，聲音不再嘶啞

嗓子說不出話，是身體裡沒有津液上來，五蘊紊亂了。當身體裡的津液充足了，嗓子的毛病自然就好了。

侄女大學畢業後，在一所中學教音樂。由於教學任務繁重，侄女的嗓子常常感到乾澀、不舒服，有時還會說不出話來。吃些消炎藥，情況會有所好轉，但過不了多久，又恢復常態。工作也因此受到了影響，這讓她非常苦惱。

侄女來找我，話都說不出來，一個勁地用手比劃，她嘲笑自己是一個「啞巴」音樂教師。其實，像侄女這樣的情況，在現實生活中並不少見。有些人講話講多了，嗓子會沙啞，特別是教師，每天要講那麼多話，嗓子出現問題猶如家常便飯。

其實，無論是嗓子說不出話來，還是突發性聾（突然聽不到了），都是元津不足造成的。你看剛出生的小嬰兒，有時啼哭起來要幾個小時，嗓子都不會啞，其原因就在於嬰兒的元精充足。

對於突發性聾、暴啞的情況，調理的核心是固住腎氣，升發陽氣。一般，有經驗的醫生會用一些附子（一定要煮幾個小時，去除毒性）、細辛、薑等東西來調理失音的情況。嗓子說不出話，不是啞了，是身體裡沒有津液上來，五蘊紊亂了。出汗能幫助升陽。在發汗的同時要補充大量水分，多吃水果，多喝果汁，能有效補充腎津。另

外，還要吃一些升陽的食物，比如用核桃、紅棗、桂圓、枸杞，加上一些肉燉湯吃，效果也很不錯。

當我把方法告知侄女之後，侄女吃驚地看著我，在一張紙上寫下一行字：您這是治病嗎？怎麼沒有一味藥呢？我回答：「給你的這個方法裡不是沒有藥，而是有最好的藥——食物就是最好的藥。」

侄女點了點頭，抱著試試看的想法回去了。五天之後，侄女打來電話，告訴我，她的嗓子能發出聲音了，感覺嗓子舒服多了，也不發乾了。這說明她身體裡的津液充足了，嗓子的毛病自然就好了。

求醫錄

患者問：我咽喉腫痛上火該怎麼辦？

張老師答：這些情況都是由於津液不足造成的，要補充津液，比如用枸杞泡茶喝，多吃水果汁。如果吞嚥都有困難，可以口含一些濃鹽水，慢慢嚥下去，也有消炎作用。

患者問：我得了中耳炎，該如何處理？

張老師答：中耳炎，似病不是病，可以用黃連碾成細末，一次用5克，把它吹進耳朵裡去，一天一次，一般一周左右就能好。

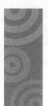

腎氣上來了，脫髮現象就能大大改善

　　前幾年，我去外地出差，在火車上認識了一位林女士。林女士又瘦又高，在攀談中，她瞭解到我有一些調理疾病的方法，於是，便把她的煩惱和盤托出。林女士說，自從結婚後，她的月經就不正常，有時兩三個月才來一次。生完孩子之後，又開始掉頭髮，醫生說是正常現象，過段時間就會好，可好幾年過去了，她的頭髮依然掉個沒完沒了。從年初開始，她的腰又開始痛，真是禍不單行啊。

　　人到老年，由於身體機能衰退，頭髮容易脫落，這是正常的生理現象，可如今很多年輕人也紛紛加入脫髮的行列。愛美之心人皆有之，脫髮讓很多人煩惱不已。那麼，為什麼年紀輕輕地就會脫髮呢？

　　就拿林女士來說吧，她的脫髮是腎虛所致。腎虛，則毛髮生長不旺，髮根生長的「土壤」不肥沃，毛髮難附。腎乃先天之本，是人體內五臟六腑的精華，腎虛會導致精血不足，血液循環不暢，傳至頭皮的時候便會出現營養不足，髮根不能吸收維持其新陳代謝的足夠營養，頭髮就會脫落。

　　腎虛分為腎陽虛與腎陰虛，脫髮屬於腎陰虛。陰虛的表現有面色發紅、腰膝酸軟、眩暈耳鳴、齒鬆髮脫、經少或閉經、失眠健忘、口咽乾燥、形體消瘦等。

　　因腎虛引起的脫髮，調理的根本是固腎。固腎，首先就要改變不

良的生活習慣，勞逸結合，工作不應過累，放鬆心情，保持充足的睡眠，性生活要有所節制。

其次，多吃一些對腎臟有幫助、滋養腎津的食物，如枸杞、黑芝麻、黑豆、何首烏、鎖陽、黨參、當歸等等。

再次，多吃水果用以補充腎臟津液，常用糯米酒（或客家黃酒）放一些生薑煮雞蛋吃，這些都是很好的促進腎氣升騰的方法。

只要腎氣上來了，脫髮現象就可以大大改善。另外，頭髮乾枯、分叉也是腎氣不足所致，也可以採用上述方法進行調理。

當然，脫髮的原因有很多，腎虛只是最重要的一個原因。另外，化學護髮用品使用過多也會導致脫髮，所以，人們在購買護髮用品時一定要瞭解其中的性質和功效，不可亂用。

現在有很多廠家為吸引顧客，都標榜自己的產品來自自然精華，實際上，這些精華都要用化學物質萃取。如果你想用真正自然的物質洗髮，不妨用茶樹枯（打茶油壓出來的茶餅）、花生枯（榨花生油剩下的渣餅）洗頭，不僅能去汙，還能滋養頭髮。還可以用啤酒1/3瓶、陳醋50克的比例，用水調開來洗頭，洗出來的頭髮又黑又亮。

求醫錄

患者問：有沒有什麼去頭皮屑的方法？

張老師答：直接用啤酒洗頭，一般五天能夠見效。

患者問：我的髮質枯黃，很羨慕別的女生有一頭發亮的秀髮，您有什麼好方法嗎？

張老師答：用啤酒、陳醋2：1的比例，攪拌後浸濕毛巾，用毛巾擦頭髮，擦完後洗淨，頭髮即會發光發亮。

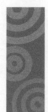

孩子常見病的簡單調理

　　有的父母在帶孩子的時候，往往缺乏疾病的相關知識，一看到孩子病了，手忙腳亂，不知所措。有的父母不管孩子病得嚴不嚴重，孩子一生病就往醫院跑，開了一大堆藥給孩子吃。有的父母甚至就到藥店裡買給大人吃的西藥，結果對孩子的身體造成長久性的傷害。

　　在這裡要給年輕的父母一些小兒常見病的調理方法，使用的全是安全的食物。

■小兒發燒

　　小兒發燒不一定是件壞事，它說明孩子的免疫系統在工作，身體的陽氣在起作用。

　　小孩發燒時首先要保持冷靜，觀察小孩發燒的持續性和症狀，遇到自己不能確定的情況就要儘快去醫院。但普通的發燒可以用下面的純食物調理方法：

　　1.用陳皮、冬瓜皮、紅糖、生薑、蔥白煮水喝，升陽發汗。及時補充水分，水果可以多吃些，可以打汁喝。

　　2.用薑、蔥、陳皮、柚子葉、薑苗煮水，給小兒泡腳，促使排汗。還可以用生薑煮水，至溫熱，給孩子敷額頭。

　　3.高燒時可以用食鹽、蔥白、生薑，加上獨頭大蒜，搗爛敷在小孩

的肚臍上，幫助排汗降溫。

4.高燒，持續退不下來，可以用棉花棒蘸酒精，在太陽穴、大椎、手掌、合谷、內外關、腳板等穴位擦拭，來幫助降溫。

一般來講，發燒只要補充足夠的水，能出汗，體溫能夠降下來，就沒有危險。

遇到持續高燒不退，或者有喘的症狀，就要去醫院檢查了，看看有沒有炎症和感染，是否有肺炎。

■小兒咳嗽

有時候小孩感冒發燒好了，卻會落下咳嗽的毛病，白天咳、夜裡也咳，很長時間好不了。小兒咳嗽的原因有許多，可採用以下方法調理：

1.可以用生薑、枸杞、紅棗、紅糖燉水，幫助生津、排寒。

2.可以多吃銀耳湯、百合湯、蓮子湯等生津的東西。

3.吃一些固腎的東西。例如：新鮮核桃煮水喝，或者打成粉吃。

4.平時多喝湯。雞湯、鴿子湯、鵪鶉湯、骨頭湯之類，補充能量，提升陽氣。

■小兒厭食

小兒厭食雖然不是病，但是看著孩子整天食欲缺乏，挑三揀四，個子瘦小，父母心裡也難過。小兒脾胃之氣弱就會厭食，吃東西不消化、脹氣、肚子板硬。

一般遇到這種情況，可以用一些調脾胃的方法：

1.用白蘿蔔、蘿蔔籽、蘿蔔葉、山楂，煮水給孩子吃。

2.有了食欲，穩定了之後，用陳皮和生薑煮水喝，穩固療效。

3.平時可給孩子多喝養生茶，提升脾胃功能、增強運化。

■小兒便秘

小兒便秘也是常見的現象，一般只要給孩子多喝水，就可以很快解決。小兒便秘和大人便秘不同，大人便秘是多年的積累所致，小兒便秘往往可能是喝奶粉不適應，上火（缺乏津液）所致。調理方法如下：

1.可以用蜂蜜加一些陳醋，調水喝，一天喝幾次。

2.也可以用香蕉拌著蜂蜜吃。

3.如果比較嚴重的，可以在水裡適當加一些甘草粉，增強排毒。

■小兒腹瀉、嘔吐

小兒腹瀉拉肚子的原因很多，有一種情況是消化系統不好，肚子受寒了，調理方法有：

1.溫肚子。可以用吹風機對著肚臍邊緣轉圈吹，也可以用食鹽、茶葉、黑豆、穀子，炒熱了之後，拿紗布包著在肚臍周邊熨，冷了再炒，再熨。

2.把生薑、獨頭蒜搗爛了，加紅糖敷在肚臍上。

3.可以喝一些紅糖薑水。穿暖和不要受寒，好好休息，多睡覺。

求醫錄

患者問：我小孩出水痘，他年齡太小，又不能多吃西藥，怎麼辦？

張老師答：你去買一些金銀花及甘草，煮水給孩子喝。

患者問：我的兒子1歲多，消化不良，肚子鼓脹怎麼辦？

張老師答：可用雞內金200克，乾炒至焦黃，碾成末，存好。每天一次，3~5克左右，沖白糖水或煮粥吃。

患者問：我的兒子兩歲多，總是不愛吃東西，怎麼辦？

張老師答：你可以用白蘿蔔或蘿蔔籽、山楂煮水，起鍋時加些冰糖，給孩子喝，幾天胃口就打開了。

患者問：小兒小腸疝氣，很難受，怎麼辦？

張老師答：用生薑煮水給小兒泡澡，使之發汗，另外，可用生薑擦其疝氣部位，如肛門部位，一天兩次，三天能見效。

患者問：孩子睡覺的時候流口水怎麼處理？

張老師答：買泥鰍500克，曬乾，炒黃，然後碾成粉，用黃酒泡服，一天兩次，一次20克，吃完即癒。

患者問：小孩身體有些柔弱，比別的小孩矮小，有沒有什麼方法讓他結實起來？

張老師答：讓孩子經常吃小米山藥粥、薏米紅豆粥、白菜蘿蔔湯，孩子就能長得快，長得結實。

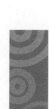

感冒發燒是身體在排毒

　　在許多人的觀念裡，感冒發燒一定要到醫院就醫，吃藥、打針、吊點滴一個都不能少。其實，根本不需要如此。在許多情況下，感冒發燒是好事，它是身體在排毒。我們何不順其自然，給身體一個清掃的機會呢？

　　一天夜裡，我被電話聲吵醒，電話裡傳來一位親戚焦急的聲音：「我兒子突然發高燒，怎麼辦啊？」我先安撫他，讓他不要緊張，接著我仔細詢問了一下孩子的症狀，根據這位親戚描述的情況，我推斷孩子應該是普通的感冒發燒。於是，我便建議他注意觀察孩子的情況，如果嚴重要及時告訴我，並囑咐他多給孩子喝些水，水裡放一點鹽和糖。

　　親戚按照我說的做了，可過了一個小時，孩子的體溫還是沒降下來，親戚更加著急了。我又讓他用生薑擦一擦腳心，煮一些薑水用毛巾敷頭，泡腳。大概過了半個小時，這位親戚興奮地告訴我，孩子的燒退了，現在孩子睡得很好了。我說那好，你就讓孩子多休息，天亮就會痊癒了。果然，第二天，孩子活蹦亂跳的，跟沒生過病似的。

　　後來，我見到我的這位親戚，他一個勁兒地誇我是神醫，說別人家的孩子感冒發燒都要吃藥、打針，我看病一塊薑就搞定了。

　　其實，我哪裡是什麼神醫，只是懂點醫學常識罷了。現在的人往

往認為，感冒發燒都要到醫院看一看，好像只有吃了藥、打了針，心裡才踏實。總認為只有盡早把感冒、發燒趕跑，才能萬事大吉。

實際上，感冒、發燒並不是什麼壞事，沒必要剛出現跡象，就把它扼殺在搖籃裡。感冒、發燒是人體免疫系統最常見的一種反應，是外部寒邪入侵人體，陽氣受損，從而造成身體運化緩慢，體溫下降，運化受阻。

發燒可以消滅體內的寒濕毒氣。感冒的時候，人們會感覺身體忽冷忽熱的，這說明體內陽氣和寒氣正在戰鬥。如果此時因勢利導，通過排尿、排痰、流涕，就可以將身體的毒素排掉，清除毒素，當然會一身輕鬆了，身體也感覺比以前更好了。

所以，一個人一年有兩三次的感冒和發燒都是好事情。有的人從來不感冒，那就要小心了，身體裡累積的毒素多起來，一旦生病可就是大病了。

另外，有時候發燒並不是病，是一種正常的生理現象，比如小孩在長牙、長骨骼的時候都會發燒，可以誇張點說，小孩每發過一次燒，就長大一些，成熟一些。

現在再來說說感冒發燒了該怎麼辦？普通感冒發燒的處理，一般要發汗，補充水分，及時休息，不但要多排尿，還要注意補充能量。剛才我已經介紹了兩種治療感冒的方法，一是喝水，水裡放些鹽和糖，一定要充分補水；二是用生薑擦腳心，煮薑水用毛巾敷頭，用薑煮水泡腳，幫助發汗和降溫。

除此之外，還可以用蔥、薑、蒜搗成泥，敷一敷肚臍，這些方法都可以發汗。只要充分調動人體的陽氣，把寒氣排出去，身體就會很快康復的。

如果採用以上的辦法，高燒依然持續不退，就要及時去醫院就

診，以免延誤疾病的治療時間。

求醫錄

患者問：傷風鼻塞、怕冷、頭痛的感冒，有什麼好辦法嗎？

張老師答：草魚（鯇魚、青魚）肉片150克，生薑片25克，米酒100毫升，用水半碗，煮沸，加入以上三味煮熟，加入食鹽少許調味，趁熱吃下，使出微汗。

患者問：我經常頭痛，吃了很多藥，都沒什麼效果，該怎麼辦？

張老師答：用鴿子一隻，天麻25克，燉湯喝，一天分2次吃完，症狀輕的吃一隻就會明顯改善，症狀重的吃兩三隻就能改善。注意，喝鴿子湯忌酒和海帶。

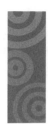

讓孩子快速止咳的好方法

　　小兒咳嗽是父母的最怕，孩子每咳一聲，都牽動著父母敏感的神經，讓父母心驚膽戰。有什麼方法能讓孩子快速止咳，又不會因為用藥對孩子的身體產生副作用呢？那不妨就試試食物療法吧。

　　我的一位親戚，半年前生了一個兒子。孩子生下來之後，體質較弱，經常生病。最近又因感冒引發了咳嗽，一天到晚咳個不停。父母心疼得不得了，想給孩子吃點止咳藥，或是去醫院打點滴，又擔心孩子太小，用西藥不好，就找了一個中醫，開了點止咳糖漿、枇杷川貝露。起初效果還不錯，可沒過多久又咳嗽不止了。

　　於是，親戚找到我，讓我幫忙想想辦法。據我所瞭解的情況，我認為這個孩子應該患的是百日咳。百日咳是小兒常見的急性呼吸道傳染病，病程較長，可達數周甚至3個月左右，故而得名。

　　患有百日咳的孩子通常先天腎氣比較虛弱，再加上孩子在成長的某個階段，陽氣受到了侵蝕，比如病毒感染、風寒、燥熱等，就會引發本病。其實不僅是孩子，大人經常咳嗽也與身體虛弱，缺乏津液有關。

　　心細的人也許會發現，小孩身體好、口水多的時候，一般不會咳嗽，一旦體質虛弱，加上外在因素誘發，咳嗽就會馬上來報到。如果得不到有效的治療，咳嗽就會拖很久，有的甚至可達數月。這個時候

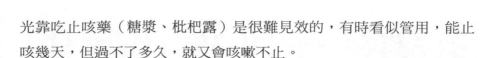

光靠吃止咳藥（糖漿、枇杷露）是很難見效的，有時看似管用，能止咳幾天，但過不了多久，就又會咳嗽不止。

　　所以，小孩患上咳嗽刻不容緩，一定要在治療的同時，配合食物調理，通過補充津液、滋潤肺臟，再補充陽氣，增強孩子的抵抗力，才能防止舊病復發。具體做法，可以參考以下幾點：

　　第一，用生薑、枸杞、紅棗、紅糖燉水，早晚各喝一次，用來幫助小兒升津液。

　　第二，多吃潤肺的食物，例如：冰糖蒸雪梨，冬瓜冰糖燉水，百合冰糖燉雞蛋羹，銀耳、紅棗、枸杞、冰糖燉水，這幾樣食物可以交替食用。

　　第三，平時要讓孩子多喝水，也可以多喝養生茶，1歲以上的小孩，可以燉一些鵪鶉、鴿子湯，讓他們食用。

　　親戚按照我提供的方法給孩子進行調理，幾天後，孩子的咳嗽次數明顯減少，一個星期後，基本不再咳了。她非常高興，問我以後小孩還會不會犯病。我告訴她，只要注意保養，咳嗽的次數就可以降到最低。然後，我給她提了兩點建議：

　　首先，不要讓小孩受風寒，小孩玩起來到處跑，容易出汗，如果大人不注意，風一吹，就容易感冒、咳嗽，所以，在小孩大汗淋漓之後，一定要及時把汗擦乾淨。

　　其次，平時一定要讓孩子多喝水，不要等到渴了才喝水，大人要定期、定時、定量給他喝水，養生茶可以一直喝下去。養生茶裡面有豐富的營養，常喝對孩子身體好，能增強消化能力和免疫能力。

　　提醒全天下的父母們：只要父母細心一點，孩子就會更健康！

求醫錄

　　患者問：我的孩子患上了百日咳，家裡的老人怕孩子著涼，老把窗戶關得緊緊的，這樣好不好啊？

　　張老師答：這樣並不好。百日咳的孩子由於頻繁劇烈的咳嗽，肺部過度換氣，易造成氧氣不足。應讓孩子多在戶外活動，室內也儘量保持空氣新鮮流通。

國家圖書館出版品預行編目資料

調好五臟保健康：道家養生精粹 / 張振強著. -- 初版.
-- 新北市：金塊文化, 2017.07
208面；17 x 23公分. -- (實用生活；35)
ISBN 978-986-94999-4-1(平裝)
1.中醫 2.養生 3.道家
413.21　　106010100

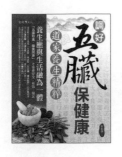

實用生活 35

調好五臟保健康——道家養生精粹

金塊 文化

作　　　者：張振強
發　行　人：王志強
總　編　輯：余素珠
美 術 編 輯：JOHN平面設計工作室

出　版　社：金塊文化事業有限公司
地　　　址：新北市新莊區立信三街35巷2號12樓
電　　　話：02-2276-8940
傳　　　真：02-2276-3425
E - m a i l：nuggetsculture@yahoo.com.tw

匯 款 銀 行：上海商業銀行 新莊分行（總行代號 011）
匯 款 帳 號：25102000028053
戶　　　名：金塊文化事業有限公司

總 經 銷：商流文化事業有限公司
電　　　話：02-55799575
印　　　刷：大亞彩色印刷
初 版 一 刷：2017年7月
定　　　價：新台幣260元

本書由江西科學技術出版社有限責任公司授權出版發行銷售。

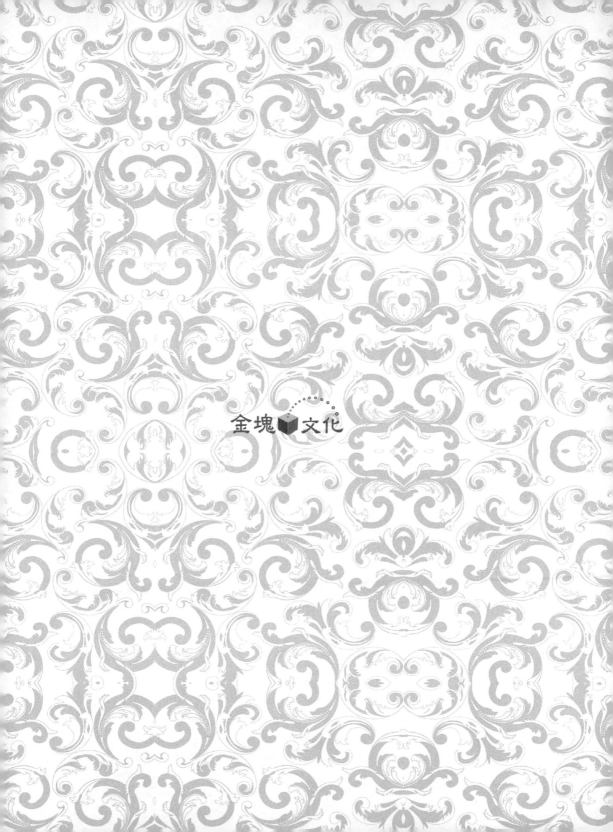
金塊●文化

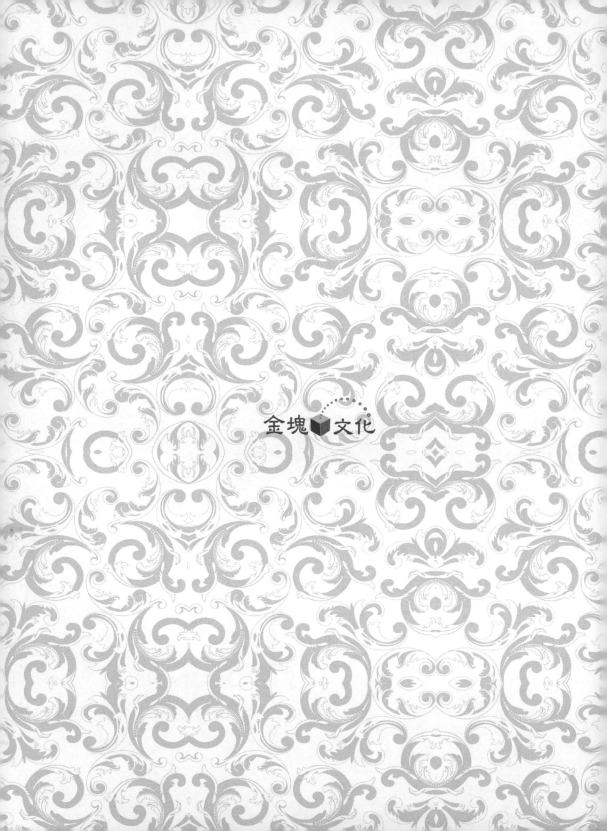